Hasan Saad Jawad
Saad Abdulhussein Naji
Hozan Jalil Hamasalim

Probiótico iraquiano

Hasan Saad Jawad
Saad Abdulhussein Naji
Hozan Jalil Hamasalim

Probiótico iraquiano

ScienciaScripts

Imprint
Any brand names and product names mentioned in this book are subject to trademark, brand or patent protection and are trademarks or registered trademarks of their respective holders. The use of brand names, product names, common names, trade names, product descriptions etc. even without a particular marking in this work is in no way to be construed to mean that such names may be regarded as unrestricted in respect of trademark and brand protection legislation and could thus be used by anyone.

Cover image: www.ingimage.com

This book is a translation from the original published under ISBN 978-3-659-89398-8.

Publisher:
Sciencia Scripts
is a trademark of
Dodo Books Indian Ocean Ltd. and OmniScriptum S.R.L publishing group

120 High Road, East Finchley, London, N2 9ED, United Kingdom
Str. Armeneasca 28/1, office 1, Chisinau MD-2012, Republic of Moldova, Europe
Managing Directors: Ieva Konstantinova, Victoria Ursu
info@omniscriptum.com

Printed at: see last page
ISBN: 978-620-8-60959-7

ÍNDICE

AGRADECIMENTOS..2

CAPÍTULO 1..3

CAPÍTULO 2..13

CAPÍTULO 3..26

REFERÊNCIAS..39

AGRADECIMENTOS

I Expresso profundamente a minha gratidão ao Professor Dr. Md Zuki Abu Bakar, ao Professor Associado Dr. Azhar bin Kassim e ao Dr. Lokman Hakim Bin Idris, por me terem dado a oportunidade de concluir este livro. Dedicaram o seu tempo a uma orientação, aconselhamento, supervisão e apoio inestimáveis ao longo deste estudo.

É um prazer expressar a minha gratidão ao Prof. Dr. Saad Abdulhussein Naji, que deu conselhos que melhoraram este livro.

Os meus agradecimentos estendem-se a todos os professores de Veterinária e a todo o pessoal da Universidade Putra da Malásia por tudo o que fizeram por mim e que não foram aqui mencionados, mas que são profundamente apreciados.

CAPÍTULO 1

ANTECEDENTES

1.1 Visão geral dos probióticos

As membranas mucosas são o local único onde diferentes espécies microbianas podem viver e expressar os seus efeitos. Cerca de 1014 bactérias de 200 espécies, 40 - 50 géneros vivem nestas superfícies membranares. A maioria da população microbiana nas membranas mucosas ocorre na secção distal do intestino delgado e na parte proximal do cólon [1]. A microflora do trato digestivo desempenha um papel crucial no desenvolvimento fisiológico, imunológico e anatómico do hospedeiro. Estimula alguns sistemas a responder rapidamente à infeção por agentes patogénicos e, através do antagonismo microbiano, inibe a colonização do intestino por bactérias inseguras [2]. Os probióticos foram bem definidos como micróbios vivos quando administrados em quantidades adequadas. Conferem um benefício de bem-estar ao hospedeiro [3]. Os probióticos mais amplamente utilizados provêm dos géneros *Lactobacillus* e *Bifidobacterium*, enquanto as estirpes de *E. coli* completam a procura de probióticos. Outros incluem estirpes não patogénicas de *E. coli,* Enterococcus, Streptococcus thermophilus, Bacillus e leveduras como *Saccharomyces boulardii* [4]. Os probióticos iraquianos são definidos como "suplementos microbianos vivos ou componentes de bactérias e leveduras" que demonstraram ter efeitos benéficos na eficiência e saúde dos animais [5]. Os probióticos iraquianos são bactérias úteis como *Lactobacillus acidophilus, Bifidobacterium* e *Bacillus subtilis* e leveduras como *Saccharomyces cerevisiae* [30].

O probiótico é uma combinação de micróbios benéficos misturados com alimentos para animais para obter benefícios e um equilíbrio microbiano saudável no intestino [6], o que leva a melhorar a eficiência animal, especialmente em animais stressados que enfrentam um stress térmico, alimentados com dietas tóxicas ou impróprias [7] [8]. No entanto, o probiótico iraquiano em dietas para animais parece melhorar o desempenho [9], aumentar o ganho de peso vivo [10] [11], aumentar a digestibilidade e melhorar o rácio de conversão alimentar [12].

Neste artigo de revisão, o conhecimento atualizado diz respeito aos impactos dos probióticos iraquianos e esta revisão centra-se na recolha da maioria das provas científicas relativas a aspectos dos probióticos iraquianos, incluindo os seus componentes. A revisão abrangerá os seus efeitos no crescimento, na produção e na saúde dos animais, incluindo o sistema imunitário, o aparelho digestivo, o metabolismo, os órgãos intestinais e o sangue. No entanto, esta revisão resume os conhecimentos actuais sobre os probióticos iraquianos e discute tanto os limites como as provas adquiridas para apoiar a sua utilização na prevenção e nos benefícios.

1.2 O ambiente intestinal

O microbiota intestinal é um ecossistema formado por uma variedade de nichos ecológicos, composto por algumas espécies bacterianas e uma grande quantidade de estirpes. As actividades fisiológicas do microbiota são múltiplas e estão ainda a ser desvendadas. Com base nas observações dos múltiplos papéis desempenhados pelo microbiota na saúde e na doença, a noção de adaptá-lo com formulações adequadas, por exemplo, probióticos, está a ser testada em vários contextos [13]. O intestino dos mamíferos é colonizado por 100 biliões de micróbios (designados por "microbiota") que são essenciais para a saúde [14] [15].

A transição das plantas e do solo para o intestino animal tem três áreas de adaptação genómica [16]. As três principais secções do trato gastrointestinal são o estômago, o intestino delgado e o intestino grosso. Cada secção tem o seu próprio microbiota distinto [17]-[19]. A quantidade e a composição das espécies microbianas diferem ao longo do trato digestivo. São enumeradas as famílias, géneros e filos do microbiota enriquecido em cada nicho específico. Os principais filos bacterianos estão representados no microbiota intestinal dos mamíferos: *Streptococcus, lactobscilus, Bacteroides, Clostridium,* Streptococci, *Lactobacilli, Eubacterium, Peptococcus, Streptococcus Fusobacterium* e *Bifidobacterium.* A maioria das espécies bacterianas encontradas no trato gastrointestinal Figura 1.

1.3 Probiótico como microrganismo de origem

A tradição que remonta a Metchnikoff inclui tanto a utilização de uma matriz de dieta fermentada por uma bactéria "útil" como uma suplementação bacteriana "concentrada" da dieta. Ambos os cenários fornecem aos consumidores bactérias vivas que são capazes de passar pelos ambientes ileal e gástrico e, em seguida, reproduzir-se no intestino grosso. Esta ideia, de natureza ecológica, apoia a utilização de bactérias vivas capazes de se instalarem entre outras bactérias vivas, ou seja, a microbiota e exercerem funções que envolvem atividade metabólica [13]. São poucos e contraditórios os resultados sobre os efeitos de uma mesma estirpe administrada em formas viáveis ou não viáveis [13]. Os alimentos probióticos e prebióticos são consumidos há séculos, quer como componentes naturais dos alimentos, quer como alimentos fermentados. O interesse pela microbiologia intestinal e pelo uso dietético de prebióticos e probióticos floresceu no final de 1800 e início de 1900. O entusiasmo crescente foi motivado pelo isolamento da *Escherichia coli* por *Escherichs* no final do século XIX, bem como pela investigação ativa sobre os benefícios da alimentação com bactérias do ácido lático e lactose perto do início do século XX [20]. Várias organizações afins definiram os probióticos como microrganismos vivos que, quando administrados em doses adequadas, conferem um benefício para a saúde do hospedeiro através da regulação da flora gastrointestinal [21]. Os probióticos são definidos como "microrganismos vivos que, quando administrados em quantidades adequadas, conferem um benefício para a saúde do hospedeiro".

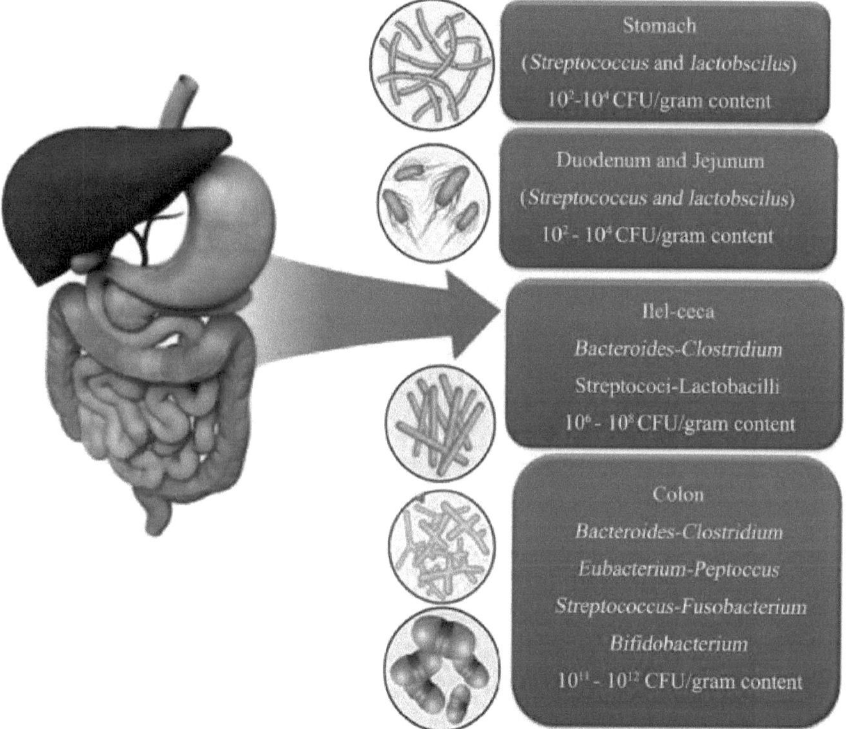

Figura 1. Distribuição espacial e composição do microbiota ao longo do trato gastrointestinal [9].

A maioria dos probióticos pertence ao grupo de organismos conhecidos como bactérias produtoras de ácido lático e são normalmente consumidos sob a forma de iogurte, leites fermentados, cereais ou outros alimentos fermentados [22]. As culturas probióticas vivas estão disponíveis em produtos lácteos fermentados e alimentos fortificados com probióticos. Também estão disponíveis comprimidos, cápsulas, pós e saquetas que contêm as bactérias na forma liofilizada [23]. Os probióticos afectam beneficamente o animal hospedeiro, melhorando o seu equilíbrio intestinal e criando condições intestinais que suprimem os microrganismos nocivos e favorecem os benéficos [24] [25]. Demonstrou-se que mantêm a saúde ao reduzir as doenças de risco, possivelmente através de uma redução na proliferação de espécies patogénicas, mantendo o equilíbrio da microbiota no intestino, melhorando o sistema imunitário e aumentando a resistência à infeção [25] [26]. Embora existam várias dezenas de produtos importados para o mercado que afirmam ter atividade probiótica, os representantes de apenas um punhado de espécies dominam o mercado ou foram utilizados em múltiplos ensaios científicos, mas poucos deles são produtos locais. Os probióticos iraquianos foram adquiridos na Faculdade de Agricultura da Universidade de Bagdade. De acordo com as informações de fabrico, cada grama de probiótico iraquiano contém *Lactobacillus acidophilus, Bacillus subtilis, Bifidobacterium* e *Saccharomyces cervisia.* Dr. Saad Abd Al-Hussien Naji, este probiótico é utilizado na alimentação animal e em aplicações científicas. No entanto, o probiótico iraquiano contém três bactérias e leveduras úteis em quantidade, ver Quadro 2.

1.4 Mecanismo de ação dos probióticos

Existem vários mecanismos propostos que descrevem o modo de atuação dos probióticos e que variam consoante a estirpe de probiótico utilizada. Os efeitos dos probióticos também dependem da dosagem e da via de administração. Assim, os mecanismos de ação não podem ser extrapolados para todos os probióticos. Os mecanismos propostos incluem:

Competir contra os micróbios patogénicos e ligar-se às células epiteliais intestinais [27]. No entanto, os probióticos iraquianos alteram as bactérias da microflora intestinal [28]-[30].

Regulam negativamente a produção de citocinas pró-inflamatórias [31], previnem a apoptose [32] e suprimem a proliferação de células T [33], prevenindo assim várias condições inflamatórias.

Melhoram a fagocitose [34], aumentam a atividade das células assassinas naturais [35], promovem a imunidade mediada por células [36] [37] e estimulam várias outras respostas imunitárias não específicas contra os agentes patogénicos. Embora os probióticos iraquianos promovam a imunidade mediada [28].

Probiótico Melhorar o desempenho, aumentar o ganho de peso vivo [5], promover o ganho de peso vivo e o rácio de conversão alimentar [38], melhorar as qualidades de produtividade e a qualidade do ovo [39] [40], estimular o crescimento e melhorar o desempenho [29], aumentar o ganho de peso corporal [41], melhorar as médias de peso corporal, ganho de peso e eficiência de conversão alimentar [42], estimular o crescimento total e diário [43], aumentar o crescimento [9], melhorar as caraterísticas da carcaça [44] e aumentar o desempenho da produção [45].

Melhoram a função de barreira do epitélio intestinal, aumentando a produção de mucina [46], prevenindo a lesão do epitélio por agentes patogénicos [47] e reduzindo a permeabilidade celular [48]. Podem também melhorar a função de barreira da mucosa induzindo a expressão de péptidos antimicrobianos como as defensinas [49]. No entanto, os probióticos iraquianos aumentam a altura das vilosidades, a profundidade das criptas, a percentagem da altura das vilosidades em relação à profundidade das criptas no duodeno, jejuno e íleo [28].

Os probióticos iraquianos melhoram os componentes do sangue, alteram os parâmetros fisiológicos e bioquímicos do sangue [38] [41], melhoram o estado hormonal e aumentam a produtividade [40], e melhoram o sangue hematológico [42] e as alterações nos parâmetros hematológicos e bioquímicos do sangue [50] [52].

Aumenta a produção de IgA sérica, bem como de IgA secretora, que desempenha um papel crucial na imunidade humeral intestinal [53][54].

Inibem o crescimento dos agentes patogénicos através da secreção de outra classe de péptidos antimicrobianos como as bacteriocinas [55] e a reuterina [56]. Alguns dos probióticos, particularmente as bactérias do ácido lático, inibem o crescimento dos agentes patogénicos criando um ambiente ácido através da produção de ácidos orgânicos [57]. No entanto, os vários mecanismos de ação dos probióticos podem ser vistos na Figura 2.

1.5 Probiótico e desempenho

Os probióticos têm sido utilizados como factores de crescimento para substituir os antibióticos e os suplementos alimentares químicos sintéticos amplamente utilizados. No entanto, há poucos relatos publicados de experiências de campo bem controladas e a avaliação exaustiva do seu valor não foi tentada sob a forma de um ensaio de campo coordenado em grande escala. Os resultados da suplementação probiótica dos regimes alimentares têm sido variáveis, mas há relatos de efeitos estatísticos no crescimento [58]. A suplementação proteica e os aditivos naturais para a alimentação animal, como os probióticos, são materiais muito importantes que podem melhorar a taxa de crescimento, o ganho de peso diário, a eficiência da utilização dos alimentos e o desempenho produtivo [59]-[62]. O probiótico em dietas para animais parece melhorar o desempenho [9] [63]-[65] e aumentar o ganho de peso vivo [37] [66] e a digestibilidade [12] e aumentar o rácio de conversão alimentar [67]. Hassan e Hassan, 2008 [9] [68] [69] relataram uma melhoria significativa do ganho de peso vivo e da taxa de conversão alimentar associada a borregos alimentados com uma dieta suplementada com probiótico local iraquiano, em comparação com a dieta de controlo. Um probiótico preparado localmente foi efetivamente testado e comparado com produtos probióticos importados do estrangeiro no Iraque [70] [71]. Os resultados revelam a sua atividade superior na melhoria do desempenho das aves de capoeira. Apesar de Zubaidi [43] ter verificado que os probióticos iraquianos aumentam a produção de leite das ovelhas, o peso corporal, o crescimento total e diário dos cordeiros até ao desmame, estes resultados dão um indicador da importância deste tratamento no aumento da produção total de leite, com um rácio de 26,65%, e no aumento do peso corporal dos cordeiros, com um rácio de 17,49%, aumentando finalmente o ganho económico. Fuller [72] observou que, após a utilização de probióticos Lactobacillus em animais, há competição por nutrientes, melhor funcionamento da parede intestinal e produção de enzimas que apoiam a digestão e aumentam o crescimento. El- Shaer [12] referiu que os microrganismos probióticos melhoram a digestibilidade dos nutrientes e aumentam a disponibilidade e a capacidade de absorção de todos os nutrientes no trato elementar, como as proteínas não degradáveis no rúmen [9] e as proteínas degradáveis no rúmen [68]. Uma observação semelhante foi registada por Smirnov et al. [73]. O aumento do ganho de peso corporal em não ruminantes alimentados com probióticos pode ser devido à melhoria da digestibilidade e disponibilidade de muitos nutrientes, como proteínas, gorduras e hidratos de carbono, bem como alguns elementos minerais e vitaminas [74]. Isto deve-se aos probióticos, que melhoram a digestão, a absorção e a disponibilidade da nutrição, acompanhados de uma alteração benéfica da microflora intestinal, com redução da população de *E. coli* e aumento da produção de lactato, com a subsequente alteração das enzimas intestinais e aumento das enzimas digestivas [76]. Finalmente, as bactérias Lactobacillus podem aumentar a digestibilidade das proteínas e a disponibilidade de minerais para o seu hospedeiro, como Cu, Mn, Ca, Fe, P, etc. [77]. [77].

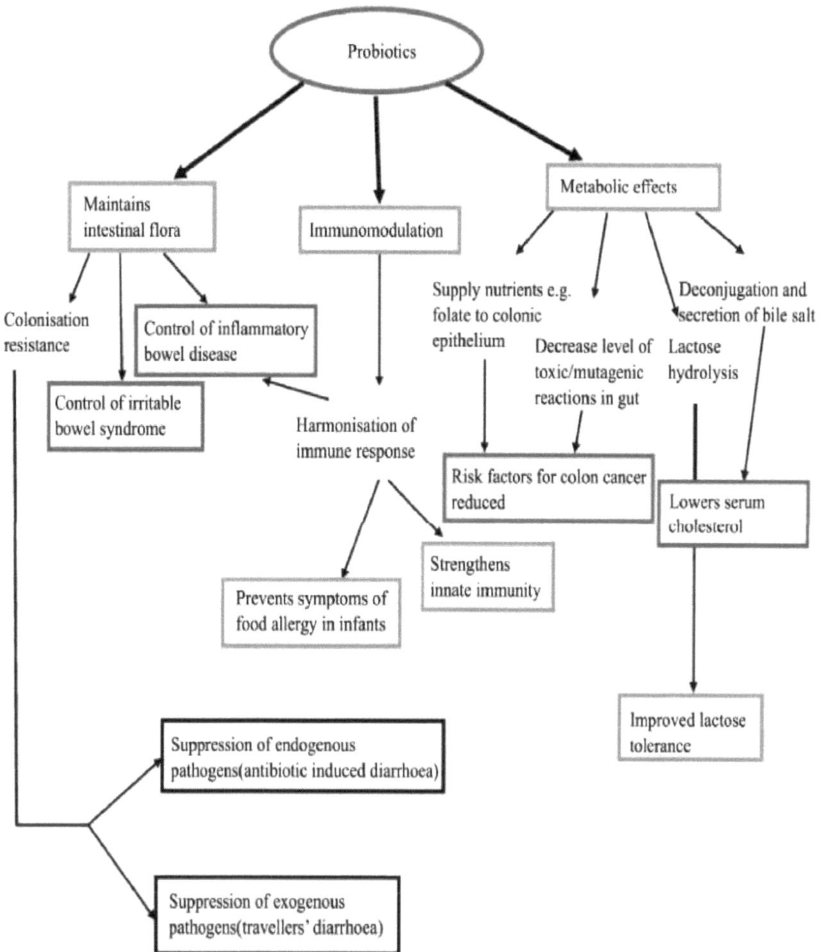

Figura 2. O mecanismo de ação dos probióticos [75].

1.6 Probiótico e estimulação da imunidade

As relações estabelecidas entre o microbiota e o organismo hospedeiro podem ser simbióticas ou comensais. As bactérias do microbiota, como mencionado, são essenciais para permitir a absorção de nutrientes, por exemplo, ao permitir a hidrólise de alguns hidratos de carbono não digeríveis para o corpo e ao impedir a colonização intestinal e, assim, a entrada no corpo de micróbios patogénicos [13]. Por conseguinte, é vital que o sistema imunitário reconheça os componentes do microbiota e estabeleça um estado de aceitação em relação a eles. Os microrganismos externos podem penetrar na parede intestinal por translocação através da camada epitelial ou através das placas de Peyer. As bactérias intestinais indígenas, incluindo os lactobacilos, são capazes de atravessar a camada mucosa intestinal e podem viver no baço ou noutra parte do corpo durante muitos dias, onde estimulam a atividade fagocítica [78]. A espessura e o estado físico da camada de muco intestinal [79] [80] e a sua resposta aos lactobacilos consumidos oralmente [81] [82] são essenciais para a resposta imunitária.

Os probióticos iraquianos melhoram a imunidade humeral e celular e aumentam a proteína imunitária [5] e melhoram o peso do órgão imunitário [29]. Melhoram a ecologia bacteriana do trato gastrointestinal e reduzem o nível de *Enterobacteriaceae* nas diferentes partes do trato gastrointestinal e melhoram os parâmetros de imunidade em pintos de carne [30]. A explicação do efeito do probiótico no sistema imunitário pode ser encontrada em Al-Khafaji [83] , o probiótico tem um enorme efeito na imunidade, tal como no ser humano, sob o epitélio intestinal, uma vez que é a primeira linha de defesa contra os agentes patogénicos) e o probiótico afecta esta camada para produzir mais imunoproteínas. No entanto, Cao et al. [84] apresentaram que a alimentação com dieta suplementada com probiótico aumentou significativamente a imunidade contra Escherichia coli. Por outro lado, os micróbios vivos nos alimentos fermentados podem também atuar como probióticos para melhorar a resposta imunitária humeral [85]. Os probióticos podem aumentar a imunogenicidade das vacinas administradas por via oral, como as do rotavírus [86], da poliomielite [87], da cólera [88] e da gripe [89].

1.7 Efeitos probióticos e metabólicos

A doença isquémica do coração é uma das principais causas de doença e de morte, estando frequentemente associada a níveis elevados de colesterol, e a prevenção primária com medicamentos para baixar os lípidos ou com modificações na dieta pode reduzir a incidência e a mortalidade da doença isquémica do coração em indivíduos saudáveis [90]. Uma grande variedade de produtos probióticos tem sido utilizada em ensaios clínicos de modulação dos lípidos séricos [91]-[94]. Alguns dos estudos relatam efeitos positivos na melhoria dos factores de risco cardiovascular e parece haver uma tendência para diminuir os factores de risco. Mas seria necessária uma avaliação a mais longo prazo antes de se poderem tirar conclusões definitivas. Até agora, não existem provas suficientes para apoiar a utilização de probióticos para modificar os lípidos séricos e para prevenir a aterosclerose. Al-Samarrai et al. [50], observaram que os probióticos iraquianos diminuíram significativamente a concentração de colesterol sérico no hospedeiro. No entanto, Saed [95] encontrou uma grande diminuição na concentração de ácido úrico e colesterol no plasma sanguíneo de aves alimentadas com uma dieta com probiótico iraquiano. Embora os cordeiros alimentados com dietas suplementadas com probiótico iraquiano tenham reduzido significativamente o colesterol total (TCL), a lipoproteína de baixa densidade (LDL) e os triglicéridos séricos (TG) em comparação com os alimentados com dietas sem probiótico. As concentrações de lipoproteínas de alta densidade (HDL) não foram afectadas pela suplementação com probióticos [51]. Os probióticos provocam uma diminuição significativa dos níveis de triglicéridos no soro [40]. A descrição do efeito dos probióticos no perfil lipídico pode ser encontrada em Santose et al. [96], que descobriram que algumas das microflora probióticas, como *Bacillus subtilis*, diminuem a atividade da acetil-CoA carboxilase, que é a enzima limitante na síntese de ácidos gordos, as unidades de construção dos triglicéridos. Apesar de Desmet et al. [97] terem relatado que os lactobacilos e as bifidobactérias (os microrganismos probióticos mais utilizados) tinham a capacidade de se conjugarem enzimaticamente com os ácidos biliares, aumentando a sua taxa de excreção e conduzindo à redução do colesterol sérico. Taranto et al. [98] que atribuíram os baixos níveis de colesterol em animais tratados com probióticos à inibição da síntese de colesterol por assimilação direta. As principais funções do microbiota intestinal incluem actividades metabólicas que resultam na recuperação de energia e nutrientes absorvíveis, efeitos tróficos no epitélio intestinal e proteção do hospedeiro contra a invasão por micróbios nocivos [99] [100].

1.8 Probiótico e micro-organismo intestinal

A microflora intestinal é um constituinte essencial da barreira de defesa do intestino [101]. A composição inicial da microflora intestinal é considerada um fator determinante para o desenvolvimento de funções normais de barreira intestinal [102]. Aberrações específicas na microbiota intestinal podem predispor o hospedeiro à doença. Os mecanismos de defesa da mucosa intestinal que actuam no lúmen e na mucosa restringem a colonização por bactérias patogénicas, interferindo com a aderência dos microrganismos à superfície da mucosa. A microbiota intestinal normal pode impedir o crescimento excessivo de potenciais agentes patogénicos no trato gastrointestinal [90]. Os probióticos introduzem novos micróbios no trato gastrointestinal para melhorar a manutenção e a modificação da microbiota, enquanto a maioria dos componentes prebióticos demonstrou aumentar o crescimento da biota *de Bifidobacterium*. Foi demonstrado que os probióticos amplificam as funções de barreira da mucosa intestinal. Os probióticos iraquianos têm um grande potencial para afetar beneficamente a microflora intestinal e, por conseguinte, melhorar o intestino e reduzir a taxa de mortalidade através da inibição de microrganismos patogénicos como

E. coli, Clostridium sp, que são sensíveis à cultura anterior de bactérias benéficas como os lactobacilos [29]. No entanto, o probiótico iraquiano teve efeito na contagem total de bactérias, bactérias *proteolíticas* e bactérias *lipolíticas* da carpa comum [103]. No entanto, o probiótico iraquiano reduziu o número logarítmico de bactérias aeróbias totais e de bactérias *Coliformes* e aumentou o número logarítmico de bactérias Lactobacillus no ambiente interno do conteúdo do duodeno [28]. Os probióticos afectam beneficamente o animal hospedeiro, melhorando o seu equilíbrio intestinal e criando condições intestinais que suprimem os microrganismos nocivos e favorecem os benéficos [24][26]. Demonstrou-se que mantêm a saúde reduzindo as doenças de risco, possivelmente através de uma redução na proliferação de espécies patogénicas, mantendo o equilíbrio da microbiota no intestino, melhorando o sistema imunitário e aumentando a resistência à infeção [25] [26]. Finalmente, os mecanismos implicados nos efeitos positivos do probiótico iraquiano no crescimento e na saúde dos animais, ver Figura 3.

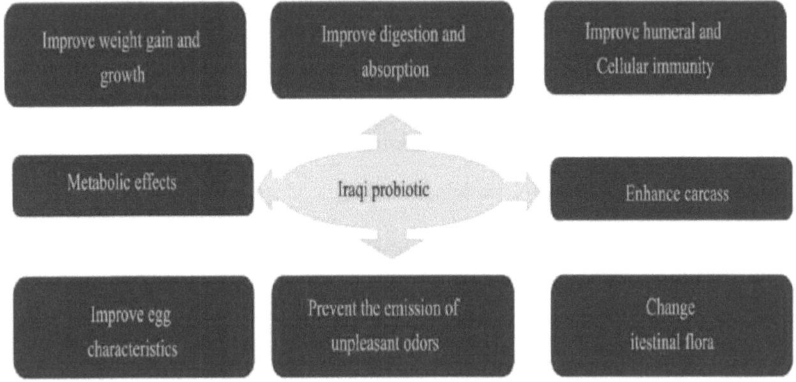

Figura 3. Os mecanismos implicados nos efeitos positivos do probiótico iraquiano no desempenho e na saúde dos animais.

CAPÍTULO 2

EFEITOS DO PROBIÓTICO IRAQUIANO SOLÚVEL NO DESEMPENHO PRODUTIVO DO FRANGO AKAR PUTRA

2.1 Resumo

O objetivo deste trabalho foi investigar o efeito dos níveis de inclusão de um probiótico de 4 espécies bacterianas na água de bebida sobre o peso corporal vivo, o consumo de ração, o ganho de peso e o rácio de conversão alimentar de um frango local da Malásia (Akar Putra). Setenta galinhas Akar Putra de 1 dia de idade, machos e fêmeas, foram distribuídas por 3 tratamentos experimentais durante 12 semanas. Os tratamentos experimentais receberam acesso ad libitum de ração e água, dependendo da adição, e foram rotulados da seguinte forma: sem adição (T1), 1 grama de probiótico /1 litro de água da torneira (T2), 2 gramas de probiótico /1 litro de água da torneira (T3). Cada tratamento teve 3 réplicas de 8 aves cada (4 machos e 4 fêmeas). O peso corporal total de machos e fêmeas foi significativamente mais elevado no tratamento T3 (1973 gm, 1308,333 gm) em comparação com T2 (1449 gm, 1142,333 gm) e T1 (1389,667 gm, 936 gm); no entanto, não se registaram diferenças significativas entre T2 e T1 nos machos. Estatisticamente, as mesmas melhorias entre os tratamentos foram registadas noutros parâmetros de produção. Conclui-se que os níveis de inclusão de probióticos, especialmente (2 gm), tiveram um efeito significativo superior no desempenho produtivo do frango Akar Putra.

2.2 Material e método

2.2.1 *Animais e alojamento*

Esta investigação foi efectuada na exploração avícola da Faculdade de Medicina Veterinária da Universidade de Putra Malásia (UPM). Este estudo consiste em 72 pintos locais da Malásia com um dia de idade (estirpe Akar Putra). Foram distribuídos aleatoriamente por três grupos de tratamento com 24 (12 machos e 12 fêmeas)/tratamento, e cada tratamento consistiu em três réplicas de 8 (4 machos e 4 fêmeas) aves/replicas. As aves foram alojadas em gaiolas de arame com oito aves (4 machos e 4 fêmeas) por compartimento (5 "x 4 "x1,5"). As aves foram alimentadas ad libitum com as mesmas dietas (1-13 dias: ração inicial; 14 dias de abate: ração final) e com fornecimento contínuo de água. Para além disso, foi fornecida iluminação constante e ventilação contínua. Todas as aves foram mantidas em condições de maneio uniformes durante o período experimental de 12 semanas.

2.2.2 *Preparação e adição de probióticos*

O probiótico foi preparado na Universidade de Bagdade, no Iraque. De acordo com o rótulo informativo do fabrico, o probiótico preparado (PP) contém três bactérias úteis (*Lactobacillus acidophilus, Bacillus subtilis, Bifidobacterium*) e levedura (*Saccharomyces cervisia*) com a quantidade mencionada no Quadro 2. O probiótico foi dissolvido na água de beber diária para as aves no segundo tratamento à taxa de 1:1 (1 gm PP /1 litro de água da torneira). Enquanto que, no terceiro tratamento, a taxa foi de 2:1 (2 gm PP /1 litro de água da torneira).

2.2.3 *Processo de amostragem e análise estatística*

O peso corporal, o ganho de peso, o consumo de ração e o rácio de conversão alimentar (gm de ração/ gm de ganho de peso) dos machos e das fêmeas foram registados separadamente desde a 1ª até à 12ª semana. A taxa de crescimento foi calculada na idade de comercialização com base na fórmula referida por [104]. No mesmo sentido, o rácio de variação dos parâmetros de desempenho da produção foi registado com base na fórmula mencionada por [105]. Todos os dados foram analisados com ANOVA unidirecional e foram utilizados os testes de Duncan para elucidar as diferenças entre médias (SPSS, 17.0).

2.3 Resultados e discussão

Verificou-se uma interação significativa para a utilização de probióticos em comparação com o grupo de controlo. Revelou que a utilização de 1 e 2 gm de probiótico preparado (PP) na água de bebida diária às taxas de (1 e 2gm: 1 litro de água) teve efeitos dependentes nas caraterísticas avaliadas.

Os quadros 3 e 4 mostram que 1 g de PP causou (4,27% e 22,044%) de melhoria do peso corporal no final da experiência para machos e fêmeas, respetivamente, em comparação com o controlo. Por outro lado, a utilização de 2 g de PP teve um maior impacto no peso corporal dos machos e das fêmeas (41,976 e 39,779%) em comparação com o controlo. O aumento do peso corporal reflectiu-se positivamente na taxa de crescimento. Como era de esperar, o valor mais elevado da taxa de crescimento foi registado em T3, seguido de T2 e T1. Estes resultados são opostos aos resultados descritos por [106] [107]. Os autores relataram que os parâmetros de produção não foram afetados pela suplementação de probiótico e levedura na dieta. Por outro lado, os resultados são consistentes com o facto de os aditivos alimentares naturais, como os probióticos, serem materiais muito importantes que podem melhorar a taxa de crescimento, o ganho de peso diário, a eficiência da utilização dos alimentos e o desempenho produtivo [67].

Curiosamente, 1 gm de probiótico teve um impacto positivo no consumo total de ração dos machos e negativo no consumo total de ração das fêmeas. Mas o oposto aconteceu no grupo que recebeu 2 gm de probiótico (Tabelas 5 e 6). Enquanto isso, [108] mencionou que a fermentação da mesma mistura de bactérias com a dieta diária dos frangos não causou uma variação significativa no consumo total de ração em comparação com o grupo de controlo. As Tabelas 7 e 8 mostram que a superioridade no ganho de peso das aves que receberam probióticos em relação ao grupo de controlo teve início na fase inicial (1-21 dias). Estes resultados são contrários aos resultados relatados por [109][110]. Essa distinção continuou durante o período de crescimento até a idade de comercialização.

No geral, os grupos alimentados com probióticos tiveram melhor conversão alimentar ($p<0,01$) (Tabela 9 e 10) em comparação com os outros grupos. No entanto, não se observou diferença entre o grupo que recebeu 1 gm de probiótico e o controlo nas fêmeas no período total de avaliação (1 a 84 dias). O valor de conversão alimentar foi maior ($p<0,01$) no grupo controle em relação aos tratamentos com probiótico nos períodos de 14 a 21, 28 a 49 e 63 a 84 dias de idade nos machos. Enquanto nas fêmeas, foi maior nos períodos de 28 a 35, 42 a 56 e 63 a 84 dias de idade. A melhora na conversão alimentar observada nos grupos que receberam probióticos em relação ao grupo controle evidencia a razão dos maiores índices de ganho de peso, no entanto, o consumo total de ração foi ligeiramente maior nos machos que receberam 2 gm de PP e nas fêmeas que receberam 1 gm de PP. Estas conclusões são semelhantes aos resultados descritos por [111][112][113]. Os autores relataram uma pior conversão alimentar no grupo de controlo quando comparado com grupos de frangos de carne e perus alimentados com probióticos à base de *Lactobacillus* sp e *Saccharomyces cerevisiae* nas dietas, respetivamente. Estes resultados estão em desacordo com os de [114][115] que referiram que o suplemento de um probiótico não teve qualquer efeito no rácio de conversão alimentar. [107] também relataram que o consumo de ração e a taxa de conversão alimentar não foram afetados pela suplementação de probiótico e levedura na dieta. No mesmo sentido, [106] não detectou qualquer diferença na taxa de conversão alimentar dos frangos de carne em comparação com o controlo. Alguns estudos mostram que a suplementação com probióticos na alimentação de frangos melhora o rácio de conversão alimentar [113]. Observações semelhantes foram registadas por [108] quando se utilizaram alimentos fermentados com probióticos para alimentar frangos Akar Putra durante 12 semanas. A razão para o efeito variável dos aditivos biológicos pode ser confundida por variações na flora intestinal e nas condições ambientais [116]. Vários investigadores referiram que, quando os pintos eram alojados num ambiente limpo, o probiótico não afectava o seu desempenho [91].

Com base nos resultados e na discussão acima referidos, pode concluir-se que a utilização de 1 e 2 g de probiótico solúvel provocou uma melhoria significativa no desempenho produtivo do frango Akar Putra. O reflexo do probiótico solúvel aparece de forma proeminente no peso corporal vivo, bem como nas caraterísticas da taxa de crescimento. Presume-se que o probiótico solúvel melhora, de um modo geral, a ecologia bacteriana do trato gastrointestinal e a resposta imunitária dos pintos Akar Putra, pelo que constitui uma nova estratégia futura para controlar as doenças das galinhas.

Tabela 1. Composição da dieta basal.

	Dieta basal	
Artigos	1 a 22 d	23 a 84 d
Milho	44.9	53.10
Trigo	18.0	15
Farinha de soja (45%)	33	27
Pré-mistura de minerais e vitaminas	1	1
Óleo	2	3
Calcário	0.8	0.6
Fosfato dicálcico	0.3	0.3
Total	% 100	% 100
Análise calculada:		
Proteína bruta (%)	21.92	19.70
Energia do metabolismo (quilo calorias)	2990	3100
por kg. Dieta)		
Cálcio (%)	0.93	0.85
Fósforo (%)	0.48	0.45
Metionina (%)	0.55	0.50
Lisina (%)	1.35	1.25
Metionina + Cisteína (%)	0.85	0.91
Ácido fólico	1.1	1.2

- Análise calculada de acordo com [117].

Tabela 2. Quantidades de bactérias no probiótico preparado.

Tipo de organismo	Contagem total de organismos/gm de produto
Lactobacillus acidophilus	10^9
Bacillus subtilis	10^9
Bifidobactérias	10^9
Saccharomyces cervisia	10^8

Quadro 3: Efeito do probiótico solúvel à taxa de (1 e 2gm PP: 1 litro de água) no peso corporal médio semanal (gm) de pintos *machos* Akar Putra criados até às 12 semanas de idade.

Semana	Tratamentos		
	T1	T2	T3
1	61.333±2.333	64±3.215	61.333±2.728
2	104.333±3.18^{b}	125±2.082^{a}	128.333±2.333^{a}
3	148.333±2.728^{b}	209±3.215^{a}	208.667±2.963^{a}
4	274±4.583^{b}	309.668±5.044^{a}	314.664±5.812^{a}
5	343.667±10.414^{b}	443±9.866^{a}	440±10.693^{a}
6	498.667±14.146^{c}	599.667±13.296^{b}	679.333±12.197^{a}
7	608.667±8.686^{c}	765.333±8.413^{b}	874.333±9.244^{a}
8	868.333±10.975^{b}	1069±9.866^{a}	1039±9.074^{a}
9	1035.667±13.544^{b}	1135.667±12.811^{a}	1180±13.796^{a}
10	1162.333±16.796^{c}	1246.333±15.983^{b}	1401±15.716^{a}
11	1288.667±19.064^{b}	1322.667±18.224^{b}	1649.333±19.633^{a}
12	1389.667±20.497^{b}	1449±19.925^{b}	1973±19.079^{a}
Taxa de crescimento	190.631±0.302^{c}	191.63±0.198^{b}	193.946±0.094^{a}

- Os valores médios com o mesmo sobrescrito na linha diferem significativamente ($P < 0,01$).

Quadro 4: Efeito do probiótico solúvel à taxa de (1 e 2gm PP: 1 litro de água) no peso corporal médio semanal (gm) de pintos Akar Putra *fêmeas* criados até às 12 semanas de idade.

Semana	Tratamentos		
	T1	T2	T3
1	61.667±3.756	64.333±3.48	62.5±3.617
2	104.2±3.062^{b}	125.667±2.603^{a}	128.833±2.744^{a}
3	178.3±4.304^{b}	209.667±3.756^{a}	209±3.215^{a}
4	276.667±6.642^{b}	311±6.083^{a}	314.667±5.812^{a}
5	343.667±10.414^{b}	444±10.693^{a}	439.333±10.138^{a}
6	468.333±13.86	479±13.577	485.667±13.296
7	516.733±9.585^{b}	595±8.963^{a}	611.333±9.244^{a}
8	624.267±11.779^{b}	708.667±10.414^{a}	715.333±10.975^{a}
9	713.333±16.476^{b}	801±17.039^{a}	799±16.197^{a}
10	814.667±17.91^{b}	919±18.193^{a}	973±17.349^{a}
11	876±19.348^{c}	1023.333±18.782^{b}	1135.667±19.064^{a}
12	936±19.079^{c}	1142.333±18.523^{b}	1308.333±17.704^{a}
Taxa de crescimento	186.135±0.538^{b}	189.336±0.423^{a}	190.608±0.43^{a}

- Os valores médios com o mesmo sobrescrito na linha diferem significativamente (P < 0,01).
- Os valores médios na semana 9 diferem significativamente (P<0,05).

Quadro 5: Efeito do probiótico solúvel à taxa de (1 e 2gm PP: 1 litro de água) no consumo semanal de ração (gm) de pintos *machos* Akar Putra criados até às 12 semanas de idade.

Semana	Tratamentos		
	T1	T2	T3
1	43.667±3.756	47.667±2.963	51±3.215
2	81±2.082[c]	119.167±2.205[b]	133.933±2.034[a]
3	125.667±6.642[b]	157.333±6.36[a]	152.333±5.548[a]
4	195.667±4.91[c]	259.667±4.096[a]	226.333±4.631[b]
5	268.333±5.548[a]	257±5,292[ab]	240.333±5.548[b]
6	268.667±9.528[b]	203.333±9.244[c]	397±8.963[a]
7	406.667±11.26[b]	341±10.693[c]	448.333±10.138[a]
8	409.667±12.991[b]	457±11.59[a]	463.333±11.05[a]
9	498.667±10.99[b]	261±10.44[c]	540.667±10.171[a]
10	439.333±13.86[b]	365.333±13.017[c]	508.5±13.156[a]
11	533±15.308[b]	280±14.468[c]	600.333±13.92[a]
12	505.667±14.449[b]	338±13.892[c]	609±14.731[a]
Total	3776±104.147[b]	3086.5±103.001[c]	4371.1±111.231[a]

- Os valores médios com o mesmo sobrescrito na linha diferem significativamente ($P < 0,01$).
- Os valores médios às semanas 3 e 8 diferem significativamente ($P<0,05$).

Quadro 6: Efeito do probiótico solúvel à taxa de (1 e 2gm PP: 1 litro de água) no consumo semanal de ração (gm) de pintos Akar Putra *fêmeas* criados até às 12 semanas de idade.

Semana	Tratamentos		
	T1	T2	T3
1	44.1±4.128	48.333±3.48	52.167±4.187
2	82.3±3.15^{c}	120.167±3.032^{b}	134.833±2.744^{c}
3	125.333±6.36^{b}	157.667±6.642^{a}	153±6.083^{a}
4	195.667±4.91^{c}	260±4.359^{a}	226.333±4.631^{b}
5	230.333±6.36^{b}	257.667±5.812^{a}	240,333±5,548^{ab}
6	276.333±9.244^{a}	207.667±8.686^{b}	127.333±8.413^{c}
7	248.433±11.06^{b}	332±9.866^{a}	197.333±10.138^{c}
8	289.4±12.763^{a}	239.667±12.143^{b}	199.667±11.319^{b}
9	265.333±10.713^{b}	475±10.44^{a}	202±11.269^{c}
10	357.367±13.889^{b}	438.333±13.017^{a}	281±12.741^{c}
11	260±15.308^{b}	448±14.468^{a}	196.333±13.92^{c}
12	307.333±14.17^{a}	248.667±14.449^{b}	198.333±14.17^{c}
Total	2681.933±112.021^{b}	3233.167±106.347^{a}	2208.667±105.107^{c}

- Os valores médios com o mesmo sobrescrito na linha diferem significativamente ($P < 0,01$).
- Os valores médios às semanas 3 e 5 diferem significativamente ($P<0,05$).

Quadro 7: Efeito do probiótico solúvel à taxa de (1 e 2gm PP: 1 litro de água) no ganho de peso semanal de pintos *machos* Akar Putra criados até às 12 semanas de idade.

Semana	Tratamentos		
	T1	T2	T3
1	28±1.732	33±1.732	31±1.733
2	43±1[c]	61±1.155[b]	67±0.577[a]
3	44±1.155[c]	84±1.155[a]	80.333±0.667[b]
4	125.667±1.856[a]	100.667±1.54[b]	106±2.887[b]
5	69.667±6.119[b]	133.333±4.91[a]	125.333±4.93[a]
6	155±3.786[b]	156.667±3.48[b]	239.333±1.667[a]
7	110±5.508[c]	165.667±4.91[b]	195±3.055[a]
8	259.667±2.333[b]	303.667±1.453[a]	164.667±1.202[c]
9	167.333±3.283[a]	66.667±3.383[c]	141±4.726[b]
10	126.667±3.712[b]	110.667±3.722[c]	221±2.082[a]
11	126.333±2.404[b]	76.333±2.4[c]	248.333±4.372[a]
12	101±1.528[c]	126.333±1.856[b]	323.667±0.882[a]
Total	113.028±1.54[b]	118.167±1.516[b]	161.889±1.66[a]

- Os valores médios com o mesmo sobrescrito na linha diferem significativamente ($P < 0,01$).

Quadro 8: Efeito do probiótico solúvel à taxa de (1 e 2gm PP: 1 litro de água) no ganho de peso semanal das *fêmeas* de Akar Putra criadas até às 12 semanas de idade.

Semana	Tratamentos		
	T1	T2	T3
1	28±1.732	33±1.731	31±1.73
2	42.533±0.472[c]	61.333±0.882[b]	66.333±0.882[a]
3	74.1±1.242[c]	84±1.155[a]	80.167±0.601[b]
4	98.367±2.36	101.333±2.333	105.667±2.603
5	67±3.786[b]	133±4.619[a]	124.667±4.333[a]
6	124.667±3.48[a]	35±2.887[c]	46.333±3.18[b]
7	48.4±4.277[b]	116±4.619[a]	125.667±4.055[a]
8	107,533±2,21[ab]	113.667±1.453[a]	104±1.732[b]
9	89.067±4.775	92.333±6.642	83.667±5.239
10	101.333±1.453[c]	118±1.155[b]	174±1.155[a]
11	61.333±1.453[c]	104.333±0.667[b]	162.667±1.764[a]
12	60±0.577[c]	119±0.577[b]	172.667±1.856[a]
Total	75.195±1.421[c]	92.583±1.398[b]	106.403±1.318[a]

- Os valores médios com o mesmo sobrescrito na linha diferem significativamente (P < 0,01).
- Os valores médios na semana 8 diferem significativamente (P<0,05).

Quadro 9: Efeito do probiótico solúvel à taxa de (1 e 2gm PP: 1 litro de água) no rácio de conversão alimentar semanal (gm .feed/ gm .gain) de pintos *machos* Akar Putra criados até às 12 semanas de idade.

Semana	Tratamentos		
	T1	T2	T3
1	1.555±0.039[a]	1.443±0.025[b]	1.644±0.02[a]
2	1.884±0.035	1.956±0.073	2±0.044
3	2.864±0.204[a]	1.872±0.05[b]	1.895±0.055[b]
4	1.557±0.019[c]	2.58±0.011[a]	2.136±0.015[b]
5	3.897±0.257[a]	1.93±0.033[b]	1.92±0.032[b]
6	1.732±0.021[a]	1.297±0.031[b]	1.658±0.025[a]
7	3.726±0.292[a]	2.066±0.126[b]	2.302±0.087[b]
8	1.577±0.036[b]	1.505±0.031[b]	2.814±0.073[a]
9	2.98±0.044[b]	3.922±0.109[a]	3.838±0.059[a]
10	3.468±0.043[a]	3.301±0.051[b]	2.3±0.039[c]
11	4.218±0.052[a]	3.664±0.093[b]	2.417±0.028[c]
12	5.005±0.079[a]	2.674±0.077[b]	1.882±0.049[c]
Total	33.393±0.545[a]	26.106±0.386[b]	26.993±0.496[b]

- Os valores médios com o mesmo sobrescrito na linha diferem significativamente ($P < 0,01$).

Quadro 10: Efeito do probiótico solúvel à taxa de (1 e 2gm PP: 1 litro de água) no rácio de conversão alimentar semanal (gm .feed/ gm .gain) de pintos Akar Putra *fêmeas* criados até às 12 semanas de idade.

Semana	Tratamentos		
	T1	T2	T3
1	1,569±0,051^{ab}	1.462±0.031^{b}	1.678±0.041^{a}
2	1.938±0.105	1.961±0.077	2.034±0.068
3	1.689±0.058	1.876±0.053	1.908±0.066
4	1.989±0.005^{c}	2.567±0.016^{a}	2.142±0.009^{b}
5	3.449±0.104^{a}	1.939±0.024^{b}	1.929±0.023^{b}
6	2.216±0.016^{c}	5.974±0.245^{a}	2.749±0.028^{b}
7	5.255±0.693^{a}	2.878±0.199^{b}	1.579±0.131^{b}
8	2.689±0.065^{a}	2.106±0.08^{b}	1.917±0.078^{b}
9	2.984±0.046^{b}	5.182±0.26^{a}	2.417±0.022^{c}
10	3.524±0.087^{a}	3.713±0.074^{a}	1.614±0.063^{b}
11	4.232±0.152^{a}	4.293±0.115^{a}	1.205±0.073^{b}
12	5.125±0.264^{a}	2.09±0.127^{b}	1.15±0.092^{c}
Total	35.636±0.819^{a}	34.903±0.624^{a}	20.739±0.733^{b}

- Os valores médios com o mesmo sobrescrito na linha diferem significativamente (P < 0,01).

- Os valores médios na semana 1 diferem significativamente (P<0,05).

CAPÍTULO 3

IMPACTO DO SUPLEMENTO DIÁRIO DE PROBIÓTICO IRAQUIANO NO DESEMPENHO PRODUTIVO DE FRANGOS AKAR PUTRA

3.1 Resumo

Este estudo foi realizado com o objetivo de investigar o efeito de um probiótico preparado (PP) no peso corporal vivo, no aumento de peso, no consumo de ração e no rácio de conversão alimentar de frangos da Malásia (Akar Putra). Um total de 72 pintos Akar Putra com um dia de idade foram criados durante 12 semanas e distribuídos aleatoriamente por três tratamentos dietéticos (24 frangos/tratamento), com 3 réplicas para cada um (8 frangos/replicas). Os tratamentos consistiram num grupo de controlo (T1), numa dieta suplementada com probiótico no segundo tratamento, preparada à razão de 1:1 (1 kg de ração comercial para frangos de carne + 1 grama de PP). Enquanto a taxa foi de 1:2 (1 kg de ração comercial para frangos de corte + 2 gramas de PP) no terceiro tratamento. A suplementação com probiótico em ambas as taxas revelou uma melhoria significativa em termos de taxa de crescimento dos machos e das fêmeas, peso vivo final, ganho de peso e rácio de conversão alimentar. Com base nas conclusões da investigação, os melhores resultados foram obtidos quando os frangos receberam 1 grama de PP nos machos e 2 gramas nas fêmeas.

3.2 Material e método

3.2.1 *Preparação do probiótico*

As rações indicadas no quadro 11 foram oferecidas ad libitum nas mesmas dietas (1-13 dias: iniciante; 14 dias de abate: finalizador) com fornecimento contínuo de água.

O probiótico preparado (PP) foi fabricado na Universidade de Bagdade, no Iraque. Cada grama de PP continha pelo menos 109 CFU (Colony Forming

Unidade) de *Lactobacillus acidophilus, Bacillus subtilis, Bifidobacterium* e pelo menos 108 UFC de *Saccharomyces cerevisia* (quadro 2).

3.2.2 *Criação de galinhas e conceção experimental*

A experiência foi efectuada na exploração avícola da Faculdade de Medicina Veterinária da Universidade de Putra Malaysia (UPM), Malásia. Um total de 72 pintos Akar Putra com um dia de idade foram distribuídos aleatoriamente (CRD) pelos três grupos experimentais e foram alimentados da seguinte forma

T1: Grupo de controlo alimentado com ração seca (sem suplementação de probióticos).

T2: A dieta suplementada foi preparada na proporção de 1:1 (1 kg de ração comercial para frangos de corte + 1 grama de PP).

T3: A dieta suplementada foi preparada na proporção de 1:2 (1 kg de ração comercial para frangos de corte + 2 gramas de PP).

Cada grupo de tratamento foi repetido três vezes com 8 pintos por réplica. As aves foram alojadas em gaiolas em bateria com oito aves (4 machos e 4 fêmeas) por compartimento (5 "x 4 "x1,5"). Uma vez que os pintainhos foram criados em espaços abertos, foram proporcionadas uma temperatura estável, humidade e um horário de luz constante, bem como acesso ad libitum a água e ração durante toda a experiência. Além disso, não foi efectuada qualquer vacinação durante todo o período da experiência.

3.2.3 *Processo de amostragem e métodos de análise*

O peso corporal, o ganho de peso semanal, o consumo de ração e o rácio de conversão alimentar dos machos e das fêmeas foram registados separadamente desde a semana 1 até à semana 12. A taxa de crescimento foi calculada para a idade de comercialização com base na fórmula referida por [104]. No mesmo sentido, o rácio de variação dos parâmetros de desempenho da produção foi calculado com base na fórmula mencionada por [105].

3.2.4 *Análise estatística*

Os dados gerados pela presente experiência foram submetidos a uma análise estatística utilizando o procedimento do modelo linear geral (GLM) do pacote de software estatístico SAS [118]. Quando se registaram diferenças significativas, as médias foram comparadas utilizando os testes de gama múltipla de Duncan [119].

3.3 Resultados e discussão

O efeito da suplementação da dieta com probiótico à taxa de (1 e 2g PP: 1 Kg de alimento) no peso corporal médio semanal (g) de pintos Akar Putra machos e fêmeas criados até às 12 semanas de idade é apresentado nos quadros 12 e 13. A suplementação de 1 e 2 g de PP causou uma melhoria ($P<0,01$, $P<0,05$) no peso corporal final dos frangos machos e fêmeas. Os melhores resultados foram observados em T2 para os machos (1503,3g) e em T3 para as fêmeas (1274,7g). Esses achados são opostos aos resultados descritos por [106][107]. Estes autores relataram que os parâmetros de produção não foram afectados pela suplementação dietética com probióticos e leveduras. Alternativamente, os resultados são consistentes com o facto de os aditivos alimentares naturais, como os probióticos, serem materiais muito importantes que podem melhorar a taxa de crescimento, o ganho de peso diário, a eficiência da utilização dos alimentos e o desempenho produtivo [67].

O consumo total de ração nos machos não foi significativamente diferente entre os grupos que receberam probiótico e o grupo de controlo (Tabela 14), corroborando resultados anteriores relatados para o consumo de ração aos 21 dias [110] e aos 42 dias de idade [128]. No entanto, o consumo total de ração foi ligeiramente maior quando 1 g de probiótico foi administrado às fêmeas (Tabela 15), corroborando achados anteriores de [108].

As Tabelas 16 e 17 mostram que a superioridade no ganho de peso das aves que receberam probióticos em relação ao grupo de controlo começou a partir da fase inicial (1-21 dias). Estes resultados estão em contradição com os resultados relatados por ensaios anteriores [109][110][120]. Além disso, a distinção continuou desde o período de crescimento até à idade de comercialização.

Observou-se um aumento notável ($p<0,01$) no rácio de conversão alimentar total ao suplementar 1 g de PP com a dieta nos machos e 2 g de PP com a dieta nas fêmeas. Esta melhoria no rácio de conversão alimentar foi a principal razão para melhorar os índices de ganho de peso, uma vez que quase todos os tratamentos tiveram um consumo de ração semelhante. Esses achados são semelhantes aos resultados descritos por [111][112][113]. Os autores relataram uma pior conversão alimentar no grupo de controlo quando comparado com grupos de frangos de carne e perus alimentados com probióticos à base de Lactobacillus sp e *Saccharomyces cerevisiae* nas dietas, respetivamente.

As aves alimentadas com probiótico apresentaram menor consumo de ração ($p<0,01$) associado à melhora da conversão alimentar em quase todos os períodos avaliados ($p<0,01$), que foram decisivos para resultar no alto ganho de peso ($p<0,01$) observado nessas aves. Embora tenham sido observadas elevadas diferenças significativas de desempenho entre esses grupos na fase de terminação (36-84 dias), o aumento ($p<0,05$) na taxa de crescimento foi suficiente para influenciar positivamente o desempenho das aves alimentadas com probióticos no período total de criação (1-84 dias). Foram obtidos resultados semelhantes quando se utilizaram alimentos fermentados com probióticos numa forma seca como dieta diária de frangos Akar Putra [108]. Os resultados dessa experiência revelaram uma melhoria significativa notável ($P<0,01$) dos tratamentos com suplementos em relação ao grupo de controlo em todas as medições do peso corporal dos machos e das fêmeas, do ganho de peso, do consumo de ração e da taxa de conversão alimentar (Tabelas 18, 19). Além disso, os melhores resultados foram obtidos nos frangos alimentados com uma mistura de ração seca com

1g de probiótico. Além disso, esses resultados corroboram as conclusões de [121][122][123], mas são, no entanto, opostos aos relatados por [124].

No que diz respeito ao critério da taxa de crescimento (quadros 12 e 13), os machos e as fêmeas dos tratamentos T2 e T3 foram superiores ao grupo de controlo nos valores do critério da taxa de crescimento. O rácio de variação das taxas de crescimento dos machos de T2 e T3 em relação aos machos do grupo de controlo foi de 1,315% e 0,486%, respetivamente. Por outro lado, o rácio de variação da taxa de crescimento nas fêmeas foi de 1,898% para T2 e 1,335% para T3. Os factores genéticos e não genéticos controlam as caraterísticas de crescimento dos animais [125]. O crescimento nas galinhas domésticas é normalmente medido pelo peso corporal e pela conformação corporal, que são os parâmetros mais importantes. As técnicas incluídas no controlo do crescimento dos frangos são demasiado complexas para serem explicadas apenas através de uma análise univariada, porque todas as caraterísticas relacionadas estão biologicamente correlacionadas devido ao efeito pleiotrópico dos genes e à ligação dos loci [126]. Consequentemente, e com base no ponto de vista genético e de melhoramento dos animais, os componentes principais, como a taxa de crescimento e o peso corporal vivo, consideram simultaneamente um grupo de atributos que podem ser utilizados para fins de seleção [127].

Com base nos resultados da investigação, pode concluir-se que a suplementação de 1 e 2 g de probiótico preparado causou uma melhoria dependente do desempenho da produção no frango Akar Putra. Além disso, os melhores resultados foram obtidos quando os frangos receberam 1 grama de PP nos machos e 2 gramas nas fêmeas. Foi demonstrada uma influência proeminente do probiótico no peso corporal vivo, bem como nas caraterísticas da taxa de crescimento.

Tabela 11. Composição da dieta basal.

Artigos	Dieta basal	
	1 a 22 d	23 a 84 d
Milho	44.9	53.10
Trigo	18.0	15
Farinha de soja (45%)	33	27
Pré-mistura de minerais e vitaminas	1	1
Óleo	2	3
Calcário	0.8	0.6
Fosfato dicálcico	0.3	0.3
Total	% 100	% 100
Análise calculada		
Proteína bruta (%)	21.92	19.70
Energia do metabolismo (quilo calorias) por kg. Dieta)	2990	3100
Cálcio (%)	0.93	0.85
Fósforo (%)	0.48	0.45
Metionina (%)	0.55	0.50
Lisina (%)	1.35	1.25
Metionina + Cisteína (%)	0.85	0.91
Ácido fólico	1.1	1.2

- Análise calculada de acordo com NRC (1984).

Tabela 12. Efeito da suplementação da dieta com probiótico à taxa de (1 e 2g PP: 1 Kg de alimento) no peso corporal médio semanal (g) e no indicador da taxa de crescimento de pintos *machos* Akar Putra criados até às 12 semanas.

Semana	Tratamentos		
	T1	T2	T3
1	62±2.887	62.333±2.728	63.667±2.963
2	104±2.887^{b}	128±2.082^{a}	126.333±2.333^{a}
3	150±4.041^{b}	217±3.215^{a}	210.333±3.48^{a}
4	277±6.928^{b}	303.333±4.807^{a}	306±5.292^{a}
5	345±11.547^{b}	443±9.074^{a}	443.333±10.138^{a}
6	499±14.434^{b}	582.667±12.468^{a}	609±13.577^{a}
7	610±9.815^{c}	737.333±9.244^{b}	772.667±8.686^{a}
8	869±11.547^{b}	890±10.693^{b}	988±9.866^{a}
9	1037.667±15.103	1033±16.197	1059±15.373
10	1165±19.053	1157.333±18.478	1219±18.193
11	1290±20.207	1323.333±18.782	1324±19.348
12	1390±20.785^{b}	1503.333±19.359^{a}	1484±19.925^{a}
Taxa de crescimento	190.455±0.178^{b}	191.837±0.242^{a}	191,132±0,251^{ab}

- Os valores médios com o mesmo sobrescrito na linha diferem significativamente (P < 0,01).

- Os valores médios às semanas 4 e 12 diferem significativamente (P<0,05).
- Os valores da taxa de crescimento diferem significativamente (P<0,05).

Tabela 13. Efeito da suplementação da dieta com probiótico à taxa de (1 e 2g PP: 1 Kg de alimento) no peso corporal médio semanal (g) e na taxa de crescimento de pintos *fêmeas* Akar Putra criados até às 12 semanas.

Semana	Tratamentos		
	T1	T2	T3
1	61.667±3.756	63.733±3.813	65±4.041
2	104.2±3.062^{b}	129.667±3.48^{a}	128±3.786^{a}
3	178.3±4.304^{b}	218.333±4.333^{a}	211.667±4.631^{a}
4	276.667±6.642^{b}	305.333±6.36^{a}	307±6.083^{a}
5	344.667±11.26^{b}	444.667±10.414^{a}	444.333±10.975^{a}
6	468.333±13.86	517.667±14.146	507±14.434
7	516.667±9.528^{b}	640±9.815^{a}	626±8.963^{a}
8	624.267±11.779^{c}	810±11.547^{a}	741.667±11.26^{b}
9	714.667±17.61^{b}	856±17.898^{a}	863±17.039^{a}
10	815.333±18.478^{b}	968.333±17.629^{a}	978±19.053^{a}
11	876.667±19.919^{b}	1075±20.207^{a}	1124±19.348^{a}
12	937.333±20.21^{c}	1201±20.785^{b}	1274.667±20.497^{a}
Taxa de crescimento	186.155±0.522^{b}	189.405±0.481^{a}	189.328±0.52^{a}

- Os valores médios com o mesmo sobrescrito na linha diferem significativamente (P < 0,01).

- Os valores médios na semana 4 diferem significativamente (P<0,05).

Tabela 14. Efeito da suplementação da dieta com probiótico à taxa de (1 e 2g PP: 1 Kg de alimento) no consumo semanal de ração (g) de pintos *machos* Akar Putra criados até às 12 semanas.

Semana	Tratamentos		
	T1	T2	T3
1	44±4.041	44.333±3.48	43.667±3.756
2	82±2.887[b]	110.167±3.032[a]	105.667±2.603[a]
3	126±6.928[b]	174.333±6.36[a]	140±6.083[b]
4	196±5.196[c]	219±4.359[b]	254.333±4.631[a]
5	270±6.928[a]	254,333±4,807[ab]	242.667±5.044[b]
6	269±9.815[b]	218.333±9.244[c]	348±8.963[a]
7	407±11.547[b]	406±10.693[b]	504.333±10.975[a]
8	410±13.279[c]	279±12.423[b]	534.333±12.706[a]
9	500±12.124[b]	627.667±10.99[a]	352.333±11.552[c]
10	440±14.434[b]	386±13.577[c]	585.667±14.146[a]
11	534±16.166[a]	425.333±15.592[b]	375±15.308[b]
12	507±15.588[a]	410.333±15.015[b]	484±14.731[a]
Total	3785±118.934	3554.833±109.406	3970±110.387

- Os valores médios com o mesmo sobrescrito na linha diferem significativamente (P < 0,01).
- Os valores médios às semanas 5 e 12 diferem significativamente (P<0,05).

Tabela 15. Efeito da suplementação da dieta com probiótico à taxa de (1 e 2g PP: 1 Kg de alimento) no consumo semanal de ração (g) de *fêmeas* de pintos Akar Putra criados até às 12 semanas.

Semana	Tratamentos		
	T1	T2	T3
1	44.1±4.128	44.667±3.756	44±4.041
2	82.3±3.15[b]	109.667±2.603[a]	106±2.887[a]
3	125.333±6.36[b]	174.667±6.642[a]	141±6.928[b]
4	195.667±4.91[c]	220±5.196[b]	253.667±4.096[a]
5	230.667±6.642	255.667±5.812	245±6.928
6	276.333±9.244[a]	244±8.963[a]	183±9.815[b]
7	248.333±10.975[c]	453.667±10.414[a]	304.667±9.597[b]
8	289.667±12.991[b]	433.667±11.319[a]	202±12.423[c]
9	266.667±11.837[b]	90.333±10.713[c]	426.333±11.552[a]
10	357.667±14.146[b]	501.333±13.017[a]	301±13.577[c]
11	260±15.308[b]	373±14.468[a]	374.667±15.026[a]
12	307.333±14.17[b]	400.333±13.346[a]	320.333±12.548[b]
Total	2684.067±113[b]	3301±106.209[a]	2901.667±109.266[b]

- Os valores médios com o mesmo sobrescrito na linha diferem significativamente (P < 0,01).
- O valor do consumo total de ração difere significativamente (P<0,05).

Tabela 16. Efeito da suplementação da dieta com probiótico à taxa de (1 e 2g PP: 1 Kg de alimento) no ganho de peso semanal de pintos *machos* Akar Putra criados até às 12 semanas.

Semana	Tratamentos		
	T1	T2	T3
1	28±1.732	31±1.732	30±1.732
2	42±0[c]	65.667±0.667[b]	62.667±0.667[a]
3	46±1.155[c]	89±1.155[b]	84±1.155[a]
4	127±2.887[a]	86.333±1.667[c]	95.667±1.856[b]
5	68±4.619[b]	139.667±4.333[a]	137.333±4.91[a]
6	154±2.887[b]	139.667±3.48[c]	165.667±3.48[a]
7	111±4.619[b]	154.667±3.283[a]	163.667±4.91[a]
8	259±1.732[a]	152.667±1.453[c]	215.333±1.202[b]
9	168.667±3.844[a]	143±5.508[b]	71±5.508[c]
10	127.333±4.372[b]	124.333±2.404[b]	160±3.055[a]
11	125±1.155[b]	166±0.577[a]	105±1.155[c]
12	100±0.577[c]	180±0.577[a]	160±0.577[b]
Total	1356±19.63[b]	1472±18.475[a]	1450.333±18.765[a]

- Os valores médios com o mesmo sobrescrito na linha diferem significativamente (P < 0,01).
- O valor do ganho de peso total difere significativamente (P<0,05).

Tabela 17. Efeito da suplementação da dieta com probiótico à taxa de (1 e 2g PP: 1 Kg de alimento) no ganho de peso semanal de pintos *fêmeas* Akar Putra criados até às 12 semanas.

Semana	Tratamentos		
	T1	T2	T3
1	28±1.732	31±1.732	30±1.732
2	$42.533{\pm}0.742^{c}$	$65.933{\pm}0.581^{a}$	$63{\pm}0.577^{b}$
3	$74.1{\pm}1.242^{c}$	$88.667{\pm}0.882^{a}$	$83.667{\pm}0.882^{b}$
4	$98.367{\pm}2.36^{a}$	$87{\pm}2.082^{b}$	$95.333{\pm}1.667^{a}$
5	$68{\pm}4.619^{b}$	$139.333{\pm}4.055^{a}$	$137.333{\pm}4.91^{a}$
6	$123.667{\pm}2.603^{a}$	$73{\pm}3.786^{b}$	$62.667{\pm}3.48^{b}$
7	$48.333{\pm}4.333^{b}$	$122.333{\pm}4.333^{a}$	$119{\pm}5.508^{a}$
8	$107.6{\pm}2.272^{c}$	$170{\pm}1.732^{a}$	$115.667{\pm}2.333^{b}$
9	$90.4{\pm}5.839^{b}$	$46{\pm}6.351^{c}$	$121.333{\pm}5.783^{a}$
10	$100.667{\pm}0.882^{b}$	$112.333{\pm}0.882^{a}$	$115{\pm}2.082^{a}$
11	$61.333{\pm}1.453^{c}$	$106.667{\pm}2.728^{b}$	$146{\pm}0.577^{a}$
12	$60.667{\pm}0.333^{c}$	$126{\pm}0.577^{b}$	$150.667{\pm}1.202^{a}$
Total	$903.667{\pm}18.187^{c}$	$1168.267{\pm}18.707^{b}$	$1239.667{\pm}18.187^{a}$

- Os valores médios com o mesmo sobrescrito na linha diferem significativamente ($P < 0,01$).
- Os valores médios na semana 4 diferem significativamente ($P<0,05$).

Tabela 18. Efeito da suplementação da dieta com probiótico à taxa de (1 e 2g PP: 1 Kg de alimento) no rácio de conversão alimentar semanal (g .feed/ g .gain) de pintos *machos* Akar Putra criados até às 12 semanas.

Semana	Tratamentos		
	T1	T2	T3
1	1.566±0.048	1.426±0.035	1.451±0.043
2	1.952±0.069^{a}	1.679±0.061^{b}	1.687±0.058^{b}
3	2.735±0.082^{a}	1.957±0.046^{b}	1.665±0.05^{c}
4	1.543±0.006^{c}	2.537±0.02^{b}	2.659±0.015^{a}
5	3.994±0.17^{a}	1.822±0.024^{b}	1.769±0.029^{b}
6	1.746±0.031^{b}	1.562±0.029^{c}	2.1±0.013^{a}
7	3.688±0.258^{a}	2.63±0.123^{b}	3,091±0,16^{ab}
8	1.582±0.041^{c}	1.826±0.064^{b}	2.481±0.046^{a}
9	2.965±0.031^{c}	4.396±0.094^{b}	4.998±0.234^{a}
10	3.456±0.046^{b}	3.103±0.056^{c}	3.66±0.033^{a}
11	4.27±0.09^{a}	2.562±0.09^{c}	3.569±0.107^{b}
12	5.069±0.127^{a}	2.279±0.076^{c}	3.024±0.081^{b}
Total	2.79±0.047^{a}	2.414±0.044^{b}	2.736±0.041^{a}

- Os valores médios com o mesmo sobrescrito na linha diferem significativamente ($P < 0,01$).

- Os valores médios às semanas 2 e 7 diferem significativamente ($P<0,05$).

Tabela 19. Efeito da suplementação da dieta com probiótico à taxa de (1 e 2g PP: 1 Kg de alimento) no rácio de conversão alimentar semanal (g .feed/ g .gain) de pintos Akar Putra *fêmeas* criados até às 12 semanas.

Semana	Tratamentos		
	T1	T2	T3
1	1.569±0.051	1.436±0.042	1.461±0.051
2	1.938±0.105	1.664±0.05	1.683±0.055
3	1.689±0.058^{b}	1.969±0.056^{a}	1.684±0.066^{b}
4	1.989±0.005^{c}	2.529±0.014^{b}	2.661±0.016^{a}
5	3.41±0.135^{a}	1.836±0.012^{b}	1.785±0.013^{b}
6	2.233±0.028^{c}	3.348±0.055^{a}	2.921±0.016^{b}
7	5.263±0.7^{a}	3.724±0.217^{b}	2.579±0.201^{b}
8	2.689±0.065^{a}	2.55±0.041^{a}	1.744±0.073^{b}
9	2.958±0.062^{b}	1.974±0.041^{c}	3.521±0.074^{a}
10	3.551±0.11^{b}	4.464±0.131^{a}	2.615±0.074^{c}
11	4.232±0.152^{a}	3.495±0.063^{b}	2.566±0.098^{c}
12	5.064±0.21^{a}	3.176±0.092^{b}	2.125±0.068^{c}
Total	2.968±0.066^{a}	2.824±0.046^{a}	2.339±0.054^{b}

- Os valores médios com o mesmo sobrescrito na linha diferem significativamente ($P < 0,01$).

- Os valores médios às semanas 3 e 7 diferem significativamente ($P<0,05$).

REFERÊNCIAS

[1] Savage, D.C., Ogra, P.L., Mestecky, J., Lamm, M.E., Strober, W. e McGhee, J.R. (1998). Mucosal Microbiota. In: Bienestock, J., Ed., Mucosal Immunology, Academic Press, San Diego, 216-238.

[2] Cebra, J.J., Jiang, H.Q., Sterzl, J. e Tlaskalova-Hogenova, H. (1999). The Role of Mucosal Microbiota in the Development and Maintenance of the Mucosal Immune System (O Papel da Microbiota da Mucosa no Desenvolvimento e Manutenção do Sistema Imunitário da Mucosa). In: Ogra, P.L., et al., Eds., Mucosal Immunology, Academic Press, New York, 267-280.

[3] FAO/WHO (2002). Diretrizes para a avaliação de probióticos nos alimentos. Organização das Nações Unidas para a Alimentação e a Agricultura/Organização Mundial de Saúde, Londres, Ontário. www.who.int/foodsafety/fs_management/en/probiotic_guidelines.pdf.

[4] Dunne, C., O'Mahony, L. e Murphy, L. (2001). Critérios de Seleção In Vitro para Bactérias Probióticas de Origem Humana: Correlation with in Vivo Findings. The American Journal of Clinical Nutrition, 73, 386S-392S.

[5] Hamasalim, H.J. (2009). The Effect of Different Levels of Feeding on Karadi Lambs Response to Local Iraqi Probiotics [O Efeito de Diferentes Níveis de Alimentação na Resposta de Cordeiros Karadi a Probióticos Iraquianos Locais]. Tese de Mestrado, Faculdade de Agricultura e Produção Animal, Universidade de Sulaimani, Sulaimani.

[6] Nunes, C.S. (1994). Probióticos microbianos e sua utilização na pecuária. Revista Portuguesa de Ciências Veterinárias, 89, 166-174.

[7] Yoruk, M.A., Gul, M., Hayirli, A. e Macit, M. (2004). The Effects of Supplementation of Humate and Probiotic on Egg Production and Quality Parameters during the Late Laying Period in Hens. Poultry Science, 83, 84-88. http://dx.doi.org/10.1093/ps/83.L84

[8] Zinedine, A., Faid, M. e Benlemlith M. (2005). Redução in vitro da aflatoxina B1 por estirpes de bactérias do ácido lático isoladas de pão de massa fermentada. Jornal Internacional de Agricultura e Biologia, 7, 67-70.

[9] Hassan, S.A. e Hassan, K.M. (2009). O efeito da suplementação de plantas medicinais e probióticos na taxa de crescimento e em alguns parâmetros sanguíneos de cordeiros Karadi. Egyptian Journal of Nutrition and Feeds, 12, 53-63.

[10] Hassan, S.A., Tawffek, J. A. e El-Saady, M.A. (2009). Efeito da substituição gradual de percentagens de silagem de junco com feno de alfafa alimentado com probiótico para Awassi Lamb.2-On Caraterísticas da carcaça. The Iraqi Journal of Agricultural Sciences, 40, 138-147.

[11] Hassan, S.A., Tawffek, J.A. e El-Saady, M.A. (2009). Efeito da substituição gradual das percentagens de silagem de junco por feno de alfafa alimentado com probiótico para cordeiros Awassi. 3-Em alguns parâmetros sanguíneos. The Iraqi Journal of Agricultural Science, 40, 158-173.

[12] El-Shaer, E.K.H. (2003). Estudos Nutricionais em Ruminantes (Efeito da Suplementação de Cultura de Levedura e Concentrado: Roughage Ratio on Performance of Growing Lambs). Tese de doutoramento, Faculdade de Agricultura, Universidade de Mansoura, Mansoura.

[13] Aureli, P., Capurso, L., Castellazzi, A.M., Clerici, M., Giovannini, M., Morelli, L., Poli, A., Pregliasco, F., Salvini, F. e Zuccotti, G.V. (2011). Probióticos e saúde: Uma revisão baseada em evidências. Pharmacological Research, 63, 366- 376.

[14] Hooper, L.V. e Macpherson, A.J. (2010). Adaptações Imunes que Mantêm a Homeostase com Microbiota

Intestinal. Nature Reviews Immunology, 10, 159-169. http://dx.doi.org/10.1038/nri2710

[15] Kamada, N., Seo, S.-U., Chen, G.Y. e Núñez, G. (2013). Papel da Microbiota Intestinal na Imunidade e Doença Inflamatória. Nature Reviews Immunology, 13, 321-335. http://dx.doi.org/10.1038/nri3430

[16] Lebeer, S., Vanderleyden, J. e De Keersmaecker, S.C. (2008). Genes e moléculas de Lactobacilli que apoiam a ação probiótica. Microbiology and Molecular Biology Reviews, 72, 728764. http://dx.doi.org/10.1128/MMBR.00017-08

[17] Dethlefsen, L., Eckburg, P.B., Bik, E.M. e Relman, D.A. (2006). Assembly of the Human Intestinal Microbiota (Montagem da Microbiota Intestinal Humana). Trends in Ecology & Evolution, 21, 517-523. http://dx.doi.org/10.1016/j.tree.2006.06.013.

[18] Savage, D. (1977). Microbiology of the Gastrointestinal Tract. Annual Review of Microbiology, 31, 107-133. http://dx.doi.org/10.1146/annurev.mi.31.100177.000543

[19] Simon, G.L. e Gorbach, S.L. (1984). Intestinal Flora in Health and Disease. Gastroenterology, 86, 174-193.

[20] Rettger, L.F. e Cheplin, H.A. (1921). A Treatise on the Transformation of the Intestinal Flora, with Special Reference to the Implantation of Bacillus acidophlus (Um Tratado sobre a Transformação da Flora Intestinal, com Referência Especial à Implantação de Bacillus acidophlus). Yale University Press, New Haven.

[21] Rask, C., Adlerberth, I., Berggren, A., Ahrén, I.L. e Wold, A.E. (2013). Efeito diferencial na imunidade mediada por células em voluntários humanos após a ingestão de diferentes lactobacilos. Clinical & Experimental Immunology, 172, 321-332. http://dx.doi.org/10.1111/cei.12055

[22] Naidu, K.S.B., Adam, J.K. e Govender, P. (2012). O uso de probióticos e preocupações com a segurança: A Review. Jornal Africano de Investigação em Microbiologia, 6, 6871-6877.

[23] Raoult, D. (2009). Não há relação entre probióticos e obesidade? Resposta do autor. Nature Reviews Microbiology, 7, 901. http://dx.doi.org/10.1038/nrmicro2209-c3

[24] Line, E.J., Bailey, S.J., Cox, N.A., Stern, N.J. e Tompkins, T. (1998). Effect of Yeast-

Supplemented Feed on Salmonella and Campylobacter Populations in Broilers. Poultry Science, 77, 405-410. http://dx.doi.org/10.1093/ps/77.3.405

[25] Mead, G.C. (2000). Prospects for Competitive Exclusion Treatment to Control Salmonellas and Other Food Borne Pathogens in Poultry (Perspectivas de um tratamento de exclusão competitivo para controlar as salmonelas e outros agentes patogénicos de origem alimentar nas aves de capoeira). Veterinary Journal, 159, 111-123. http://dx.doi.org/10.1053/tvjl.1999.0423

[26] Mountzouris, K.C., Tsirtisikos, P. e Kalamara, E. (2007). Evaluation of the Efficacy of a Probiotic Containing Lactobacillus, *Bifidobacterium,* Enterococcus and Pediococcus Strains in Promotion Broiler Performance and Modulation Cecal Micro Flora Composition and Metabolic Actives. Poultry Science, 86, 309-317. http://dx.doi.org/10.1093/ps/86.2.309

[27] Bernet, M.F., Brassart, D., Neeser, J.R. e Servin, A.L. (1994). *Lactobacillus acidophilus* LA 1 to Cultured Human Intestinal Cell Lines and Inhibits Cell Attachment and Cell Invasion by Enterovirulent Bacteria. Gut, 35, 483- 489. http://dx.doi.org/10.1136/gut.35.4.483

[28] Bedy, I.F. (2014). O Efeito da Fermentação da Dieta com Probióticos Locais em Algumas Propriedades Produtivas, Microbiológicas, Imunológicas e Histológicas de Pintos de Corte. Tese de Doutoramento, Faculdade de Agricultura da Universidade de Bagdade, Bagdade.

[29] Mahmmod, Z.A., Abdulrazaq, H.S., Salem, A.S. e Sideq, R.M. (2014). Efeitos da Suplementação de Probiótico e Iogurte Seco em Pó no Desempenho do Crescimento, Caraterísticas da Carcaça, Micro Flora Intestinal e Imunidade de Frangos de Corte. Zanco Journal of Pure and Applied Sciences, 26, 35-42.

[30] Naji, S.A.H., Al-Zamil, I.F.B. e Al-Gharawi, J.K.M. (2015). O Efeito da Molhagem e Fermentação da Ração na Flora Intestinal, Imunidade Humeral e Celular de Pintos de Corte. Faculdade de Agricultura, Universidade Al-Qadisiya-Iraque, Diwaniya.

[31] Lammers, K.M., Vergopoulos, A. e Babel, N. (2005). Terapia Probiótica na Prevenção do Início da Pouchite: Decreased Interleukin-ip, Interleukin-8, and Interferon-y Gene Expression. Inflammatory Bowel Diseases, 11, 447-454. http://dx.doi.org/10.1097/01.mpa.0000160302.40931.7b

[32] Lin, P.W., Nasr, T.R. e Berardinelli, A.J. (2008). The Probiotic Lactobacillus GG May Augment Intestinal Host Defense by Regulating Apoptosis and Promoting Cytoprotective Responses in the Developing Murine Gut. Pediatric Research, 64, 511-516. http://dx.doi.org/10.1203/PDR.0b013e3181827c0f

[33] Pessi, T., Sutas, Y. e Saxelin, M. (1999). Antiproliferative Effects of Homogenates Derived from Five Strains of Candidate Probiotic Bacteria (Efeitos Antiproliferativos de Homogenatos Derivados de Cinco Estirpes de Bactérias Probióticas Candidatas). Applied and Environmental Microbiology, 65, 47254728.

[34] Schiffrin, E.J., Rochat, F., Link-Amster, H., Aeschlimann, J.M. e Donnet-Hughes, A. (1995). Immunomodulation of Human Blood Cells Following the Ingestion of Lactic Acid Bacteria (Imunomodulação de células sanguíneas humanas após a ingestão de bactérias do ácido lático). Journal of Dairy Science, 78, 491-497. http://dx.doi.org/10.3168/jds.S0022-0302 (95)76659-0

[35] Gill, H.S., Rutherfurd, K.J. e Cross, M.L. (2001). Dietary Probiotic Supplementation Enhances Natural Killer Cell Activity in the Elderly: An Investigation of Age-Related Immunological Changes. Journal of Clinical Immunology, 21, 264-271. http://dx.doi.org/10.1023/A:1010979225018

[36] de Waard, R., Claassen, E. e Bokken, G.C. (2003). Enhanced Immunological Memory Responses to Listeria monocytogenes in Rodents, as Measured by Delayed-Type Hypersensitivity (DTH), Adoptive Transfer of DTH, and Protective Immunity, Following Lactobacillus casei Shirota Ingestion. Clinical and Diagnostic Laboratory Immunology, 10, 59-65.

[37] Galyean, M.L., Nunnery, G.A., Defoor, P.J., Salyer, G.B. e Parson, C.H. (2000). Effect of Live Culture of *Lactobacillus acidophilus* (Strain 145 and 51) and Propionibacterium frendenreichii PF- 24 on Performance and Carcass Characteristics of Finishing Beef Steers. Relatório de progresso do Burnett Center nº 8.

[38] Hassan, K.M. (2009). Efeito de alguns aditivos alimentares no desempenho e em alguns parâmetros sanguíneos de cordeiros Karadi. Tese de doutoramento, Departamento de Produção Animal, Escola Superior de Agricultura, Universidade de Sulaimani, Sulaymaniyah.

[39] Al-Tememy, A.T.D. (2013) Efeito da adição de dois níveis de probiótico solúvel iraquiano no desempenho e na qualidade dos ovos de codornizes japonesas. Diyala Journal of Agricultural Sciences, 5, 81-91.

[40] Sultan, K.H. e Abdul-Rahman, S.Y. (2011) Effect of Probiotic on Some Physiological Parameters in Broiler Breeders (Efeito do probiótico em alguns parâmetros fisiológicos em reprodutores de frangos de corte). International Journal of Poultry Science, 10, 626-628. http://dx.doi.org/10.3923/ijps.2011.626.628

[41] Abdullah, S.T. (2014). Efeito da adição de probióticos na dieta e na água potável em pomba de colarinho (Streptopelia decaocto) em certos parâmetros fisiológicos e bioquímicos. Iraqi Journal of Veterinary Science, 28, 127-131.

[42] Al-Bdeery, A.G.M. (2013). Efeito dos probióticos, vitaminas A e E no desempenho de crescimento e alguns parâmetros sanguíneos em frangos de corte. Kufa Journal for Veterinary Medical Sciences, 4, 3442.

[43] Zubaidi, K.H.A. (2010). Efeito do probiótico iraquiano na dieta das ovelhas Awassi na produção de leite e no crescimento até o desmame. Jornal da Universidade de Karbala Científica, 8, 277-282.

[44] Al-Ruubii, A.M.S, Hassan, S.A. e Al-Qabani, A.A.M. (2008). Efeito do probiótico iraquiano como aditivo alimentar nas caraterísticas e composição da carcaça de cordeiros Awassi. Jornal da Universidade de Kerbala, 6, 4.

[45] Taha, M.W. e Omar, B.T. (2013). Efeito da adição de diferentes níveis de probiótico solúvel do Iraque no desempenho de produção de frangos de corte. Jornal da Universidade de Ciências Agrícolas de Tikrit, 13, 127-135.

[46] Caballero-Franco, C., Keller, K., De Simone, C. e Chadee, K. (2007). A fórmula probiótica VSL#3 induz a expressão do gene da mucina e a secreção em células epiteliais do cólon. AJP: Gastrointestinal and Liver Physiology, 292, G315-G322. http://dx.doi.org/10.1152/ajpgi.00265.2006

[47] Johnson-Henry, K.C., Donato, K.A. e Shen-Tu, G. (2008). Lactobacillus rhamnosus Strain GG Prevents Enterohemorrhagic Escherichia coli O157:H7-Induced Changes in Epithelial Barrier Function. Infection and Immunity, 76, 1340-1348. http://dx.doi.org/10.1128/IAI.00778-07

[48] Ewaschuk, J.B., Diaz, H. e Meddings, L. (2008). Secreted Bioactive Factors from *Bifidobacterium* infantis Enhance Epithelial Cell Barrier Function (Factores bioactivos segregados de *Bifidobacterium* infantis melhoram a função da barreira celular epitelial). AJP: Gastrointestinal and Liver Physiology, 295, G1025-G1034. http://dx.doi.org/10.1152/ajpgi.90227.2008

[49] Wehkamp, J., Harder, J. e Wehkamp, K. (2004). Indução mediada por NF-κB e AP-1 de Beta Defensina-2 Humana em Células Epiteliais Intestinais por Escherichia coli Nissle 1917: A Novel Effect of a Probiotic Bacterium. Infection and Immunity, 72, 5750-5758. http://dx.doi.org/10.1128/IAI.72.10.5750-5758.2004

[50] Al-Samarrai, W.H., Ahmad, A.R.A.K., Al-Mashhadani, N.I., Abbas, S.M. e Fangan, K. (2014). Efeito da adição de probiótico iraquiano nos parâmetros sanguíneos em cordeiros Awassi que alimentam palha de cevada. Jornal Global de Bioquímica e Biotecnologia, 3, 84-90.

[51] Hamasalim, H.J. e Abdulla, S.A. (2011). O Efeito da Suplementação Probiótica com Níveis de Alimentação no Sangue Hematológico e Bioquímico de Cordeiros Karadi. Actas da 5ª Conferência Científica da Faculdade de Agricultura, Tikrit, 26-27 de abril de 2011, 200-210.

[52] Hassan, S.A. e Hassan, K.M. (2009). Efeitos das plantas medicinais e da suplementação com probióticos em alguns nutrientes e parâmetros sanguíneos de cordeiros Karadi. Euphrates Journal of Agriculture Science, 1, 1-13.

[53] Link-Amster, H., Rochat, F. e Saudan, K.Y. (1994). Modulação de uma resposta imune umeral específica e alterações na flora intestinal mediadas pela ingestão de leite fermentado. FEMS Immunology and Medical Microbiology, 10, 55-63. http://dx.doi.org/10.1111/j.1574- 695X.1994.tb00011.x

[54] Park, J.H., Um, J.I. e Lee, B.J. (2002). Encapsulated *Bifidobacterium* bifidum Potentiates Intestinal IgA Production. Cellular Immunology, 219, 22-27. http://dx.doi.org/10.1016/S0008- 8749(02)00579-8

[55] De Vuyst, L. e Leroy, F. (2007). Bacteriocinas de Bactérias do Ácido Láctico: Production, Purification, and Food Applications. Journal of Molecular Microbiology and Biotechnology, 13, 194-199. http://dx.doi.org/10.1159/000104752

[56] Spinier, J.K., Taweechotipatr, M. e Rognerud, C.L. (2008). O probiótico Lactobacillus reuteri derivado de humanos demonstra actividades antimicrobianas dirigidas a diversos agentes patogénicos bacterianos entéricos. Anaerobe, 14, 166-171. http://dx.doi.org/10.1016Zj.anaerobe.2008.02.001

[57] Ogawa, M., Shimizu, K. e Nomoto, K. (2001). Inibição do crescimento in vitro de Escherichia coli O157:H7 produtora de toxina Shiga por estirpes probióticas de Lactobacillus devido à produção de ácido lático. International Journal of Food Microbiology, 68, 135-140. http://dx.doi.org/10.1016/S0168-1605 (01)00465-2

[58] Dilworth, B.C. e Day, E.J. (1978). Lactobacillus Cultures in Brooder Diets. Poultry Science, 57, 1101.

[59] Al-Jassim, R.A.M., AL-Ani, A.N., Hassan, S.A., Dana, T.K. e AL-Jerien, L.J. (1991). Effects of Dietary Supplementation with Rumen Undegradable Protein on Carcass Characteristics of Iraqi Awassi Lambs and Desert Goats. Small Ruminant Research, 4, 269-275. http://dx.doi.org/10.1016/0921-4488 (91)90150-0

[60] Hassan, S.A. (2005). Efeito da palha de cevada tratada com dieta líquida na sua ingestão diária, digestão Coeficiente e ganho de peso vivo de cordeiros Awassi. Iraqi Journal of Agricultural Science, 36, 133-138.

[61] Hassan, S.A., Al-Jassim, R.A.M., AL-Ani, A.N. e Abdullah, N.S. (1991). Effects of Dietary Supplement of Rumen Undegradable Protein upon Carcass Composition of Fat-Tail Awassi Sheep. Small Ruminant Research, 5, 65-74. http://dx.doi.org/10.1016/0921-4488 (91)90031-K

[62] Hassan, S.A., Ahmed, A.A. e Alwan, M.F. (2008). Efeito da Suplementação de Probióticos Iraquianos na Taxa de Crescimento, Parâmetros Sanguíneos e Caraterísticas de Carcaça de Cordeiros Awassi. Egyptian Journal of Nutrition and Feeds. (Aceite)

[63] Abedo, A.A., El-Ashry, M.A., El-Babawi, A.Y., Helal, F.I.S. e Fadel, M. (2005). Effect of Feeding Biologically Treated Sugar Beet Pulp on Growth Performance of Sheep (Efeito da alimentação com polpa de beterraba sacarina tratada biologicamente no desempenho de crescimento de ovinos). Egyptian Journal of Nutrition and Feeds, 8, 579-590.

[64] Ali, M.A. (2005). Effect of Probiotic Addition on Growth Performance of Growing Lambs Fed Different Roughages (Efeito da Adição de Probióticos no Desempenho do Crescimento de Cordeiros em Crescimento Alimentados com Diferentes Rações). Egyptian Journal of Nutrition and Feeds, 8, 567-578.

[65] Hassan, S.A. (2008). Effect of Some Medicinal Plants Supplementation on Daily Intake, Live Weight Gain and Carcass Characteristics of Awassi Lambs. Egyptian Journal of Nutrition and Feeds. (Aceite)

[66] Orr, C., Ware, D.R., Manfredi, E.T. e Hutheson, D.P. (1988). The Effect of Continuous Feeding of Lactobacillius acidophilus Strain BT1386 on Gain and Feed Efficiency of Feeder Calves. Journal of Animal Science, 66, 460-461.

[67] Wysong, D.L. (2003). Retionale for Probiotic Supplementation. www.Wysong.net

[68] Hassan, S.A. e Hassan, K.M. (2008). Response of Karadi Lambs to the Rosemary Officinal Supplementation Fed with Either Alkali Treated or Untreated Barley Straw Basal Diets. Egyptian Journal of Nutrition and Feeds. (No prelo)

[69] Hassan, S.A. e Hassan, K.M. (2008). Effect of Graded Levels of Rumen Degradable Nitrogen and Nigella Sativa on Daily Intake, Live Weight Gain, Feed Conversion Ratio and Some Blood Parameters of Karadi Lambs. Actas da 7.ª Conferência Científica para a Investigação Agrícola, Bagdade, 24-26 de outubro de 2008, 168-177.

[70] Abbas, M.R. (2005). Efeito da adição de probiótico iraquiano à ração sobre o desempenho produtivo de galinhas poedeiras em gaiolas. The Iraqi Journal of Agricultural Sciences, 36, 97-104.

[71] Al-Khalidi, R.A. (2005). Estudo comparativo do probiótico importado (Biomin) e do probiótico local (The Iraqi Probiotic) na produção, desempenho e equilíbrio microbiano intestinal de frangos de carne. Tese de Mestrado, Faculdade de Medicina Veterinária, Universidade de Bagdade, Bagdade.

[72] Fuller, R. (1989). Probiotics in Man and Animals (Probióticos no Homem e nos Animais). Journal of Applied Bacteriology, 66, 365-378. http://dx.doi.Org/10.1111/j.1365-2672.1989.tb05105.x

[73] Smirnov, A., Perez, R., Amit-Romach, E., Sklan, D. e Uni, Z. (2005). Mucin Dynamics and Microbial Populations in Chickens Small Intestine Are Changed by Dietary Prebiotic and Antibiotic Growth Promoter Supplementation. Journal of Nutrition, 135, 187-192.

[74] Burkholder, K.M., Applegate, T.J. e Patterson, J.A. (2005). Performance and Intestinal Characteristics of Broilers Fedsalinomycin, Fructooligosaccharides, Probiotics and Synbiotics. Actas da reunião da Southern Poultry Science Association, Atlanta, 20-21 de janeiro de 2005.

[75] Vandana, K.A. (2015). Probióticos: Nature's Medicine. Jornal Internacional de Nutrição, Farmacologia, Doenças Neurológicas, 3, 219-228. http://www.ijnpnd.com

[76] Leeson, S. e Summers, J.D. (2005). Commercial Poultry Nutrition. Terceira edição, Nottingham University Press, Nottingham.

[77] Kalavathy, R., Abdullah, N., Jalaludin, S., Wong, C.M.V.L. e Ho, Y.W. (2008) Effect of Lactobacillus Cultures and Oxytetracycline on the Growth Performance and Serum Lipids of Chickens. International Journal of Poultry Science, 7, 385-389. http://dx.doi.org/10.3923/ijps.2008.385.389

[78] Deitch, E., Specian, E., Steffen, E. e Berg, R. (1990). Translocação de Lactobacillus murinus trato gastrointestinal. Current Microbiology, 20, 177-184. http://dx.doi.org/10.1007/BF02091994

[79] Atuma, C., Strugala, V., Allen, A. e Holm, L. (2001). A Camada de Gel de Muco Gastrointestinal Aderente: Thickness and Physical State in Vivo. American Journal of Physiology Gastrointestinal Liver Physiology, 280, G922-G929.

[80] Johansson, M.E., Phillipson, M., Petersson, J., Velcich, A., Holm, L. e Hansson, G.C. (2008). O interior das duas camadas de muco dependentes de mucina Muc2 no cólon é desprovido de bactérias. Proceedings of the National Academy of Sciences of the United States of America, 105, 1506415069. http://dx.doi.org/10.1073/pnas.0803124105

[81] Troost, F.J., van Baarlen, P., Lindsey, P., Kodde, A., de Vos, W.M., Kleerebezem, M. e Brummer, R.J. (2008). Identificação da Resposta Transcricional da Mucosa Intestinal Humana ao Lactobacillus plantarum WCFS1 in Vivo. BMC Genomics, 9, 374. http://dx.doi.org/10.1186/1471- 2164-9-374

[82] Van Baarlen, P., Troost, F.J., van Hemert, S., van der Meer, C., de Vos, W.M., de Groot, P.J., Hooiveld, G.J., Brummer, R.J. e Kleerebezem, M. (2009). Indução de vias NF-fcB diferenciais por Lactobacillus plantarum no duodeno de seres humanos saudáveis, em correlação com a tolerância imunitária. Actas da Academia Nacional de Ciências dos Estados Unidos da América, 106, 2371-2376. http://dx.doi.org/10.1073/pnas.0809919106

[83] Al-Khafaji, Z.M. (2008). Probiotics (For Life). Publicado e impresso por House and Documentation Baghdad. Biblioteca de Controlo n.º 84, 3-11.

[84] Cao, G.T., Zing, X.F., Chen, A.G. e Yang C.M. (2013). Efeitos de um probiótico, Enterococcus faecium, no desempenho de crescimento, morfologia intestinal, resposta imune e microflora cecal em frangos de corte desafiados com Escherichia coli K88. Poultry Science, 92, 29492955. http://dx.doi.org/10.3382/ps.2013-03366

[85] Apata, D.F. (2011) Efeito da farinha de frutos de Terminalia catappa fermentada por Aspergillus niger como substituto do milho no desempenho de crescimento, digestibilidade de nutrientes e perfil bioquímico sérico de frangos de corte. Biotechnology Research International, 2011, 1 -6. http://dx.doi.org/10.4061/2011/907546

[86] Isolauri, E., Joensuu, J., Suomalainen, H., Luomala, M. e Vesikari, T. (1995) Improved Immunogenicity of Oral D x RRV Reassortant Rotavirus Vaccine by Lactobacillus casei GG. Vaccine, 13, 310-312. http://dx.doi.org/10.1016/0264-410X (95)93319-5.

[87] de Vrese, M., Rautenberg, P., Laue, C., Koopmans, M., Herremans, T. e Schrezenmeir, J. (2005). Probiotic Bacteria Stimulate Virus-Specific Neutralizing Antibodies Following a Booster Polio Vaccination. European Journal of Nutrition, 44, 406-413. http://dx.doi.org/10.1007/s00394-004- 0541-8

[88] Paineau, D., Carcano, D., Leyer, G., Darquy, S., Alyanakian, M.A., Simoneau, G., Bergmann, J.F., Brassart, D., Bornet, F. e Ouwehand, A.C. (2008). Effects of Seven Potential Probiotic Strains on Specific Immune Responses in Healthy Adults (Efeitos de Sete Potenciais Estirpes de Probióticos em Respostas Imunitárias Específicas em Adultos Saudáveis): A Double-Blind, Randomized, Controlled Trial. FEMS Immunology and Medical Microbiology, 53, 107-113.

[89] Kobayashi, N., Saito, T., Uematsu, T., Kishi, K., Toba, M., Kohda, N. e Suzuki, T. (2011). A administração oral da estirpe b240 de Lactobacillus pentosus morta pelo calor aumenta a proteção contra a infeção pelo vírus da gripe em ratos. International Immunopharmacology, 11, 199-203. http://dx.doi.org/10.1016/j.intimp.2010.11.019

[90] Harish, K. e Varghese, T. (2006). Probiotics in Humans-Evidence Based Review (Probióticos em Humanos-Revisão Baseada em Evidências). Calicut Medical Journal, 4, e3.

[91] Anderson, J.W. e Gilliland, S.E. (1999). Effect of Fermented Milk (Yogurt) Containing *Lactobacillus acidophilus* L1 on Serum Cholesterol in Hypercholesterolemic Humans. Journal of the American College of Nutrition, 18, 43-50. http://dx.doi.org/10.1080/07315724.1999.10718826

[92] Bukowska, H., Pieczul-Mroz, J., Jastrzebska, M., Chelstowski, K. e Naruszewicz, M. (1998). Diminuição dos níveis de fibrinogénio e de colesterol LDL após a suplementação da dieta com Lactobacillus plantarum em indivíduos com colesterol moderadamente elevado. Atherosclerosis, 137, 437-438.

[93] Naruszewicz, M., Johansson, M.L., Zapolska-Downar, D. e Bukowska, H. (2002). Effect of Lactobacillus plantarum 299v on Cardiovascular Disease Risk Factors in Smokers. The American Journal of Clinical Nutrition, 76, 1249-1255.

[94] Schaafsma, G., Meuling, W.J., van Dokkum, W. e Bouley, C. (1998). Effects of a Milk Product, Fermented by *Lactobacillus acidophilus* and with Fructo-Oligosaccharides Added, on Blood Lipids in Male Volunteers. The European Journal of Clinical Nutrition, 52, 436-440. http://dx.doi.org/10.1038/sj.ejcn.1600583

[95] Saed, S.H.M. (2005). Efeito da suplementação com probiótico local, levedura importada e multienzimas no desempenho e em algumas bioquímicas do sangue de frangos de corte. Tese de Mestrado, Faculdade de Agricultura, Universidade de Sulaimani, Sulaimani.

[96] Santose, U., Tanaka, K. e Othani, S. (1995). Effect of Dried *Bacillus subtilis* Culture on Growth, Body Composition and Hepatic Lipogenic Enzyme Activity in Fimale Broiler Chicks. British Journal of Nutrition, 74, 523-529. http://dx.doi.org/10.1079/BJN19950155

[97] DeSmet, I., Van Hoorde, L., De Saeyer, N., Woestyne, M.V. e Verstraete, W. (1994). Estudo in vitro da

atividade da hidrolase do sal biliar (BSH) das estirpes isogénicas BSH de Lactobacillus plantarum 80 e estimativa da redução do colesterol através do aumento da atividade da BSH. Microbial Ecology in Health and Disease, 7, 315-329. http://dx.doi.org/10.3109/08910609409141371

[98] Taranto, M.P., Medici, M., Perdigon, G., Ruiz Holgado, A.P. e Valdez, G.F. (1998). Evidence for Hypocholesterolemic Effect of Lactobacillus reuteri in Hypercholesterolemic Mice. Journal of Dairy Science, 81, 2336-2340. http://dx.doi.org/10.3168/jds.S0022-0302 (98)70123-7

[99] Backhed, F., Ding, H., Wang, T., Hooper, L.V., Koh, G.Y. e Nagy, A. (2004). A microbiota intestinal como um fator ambiental que regula o armazenamento de gordura. Proceedings of the National Academy of Sciences of the United States of America, 101, 15718-15723. http://dx.doi.org/10.1073/pnas.0407076101

[100] Guarner, F. e Malagelada, J.R. (2003). Gut Flora in Health and Disease (Flora intestinal na saúde e na doença). The Lancet, 361, 512-519. http://dx.doi.org/10.1016/S0140-6736 (03)12489-0

[101] Isolauri, E., Sutas, Y., Kankaanpaa, P., Arvilommi, H. e Salminen, S. (2001). Probióticos: Effects on Immunity. The American Journal of Clinical Nutrition, 73, 444S-450S.

[102] Hooper, L.V., Wong, M.H., Thelin, A., Hansson, L., Falk, P.G. e Gordon J.I. (2001). Molecular Analysis of Commensal Host-Microbial Relationships in the Intestine (Análise molecular das relações comensais entre o hospedeiro e os micróbios no intestino). Science, 291, 881 -884. http://dx.doi.org/10.1126/science.291.5505.881

[103] Abdulrahman, N.M. e Al shawi, S.A. (2014). Produz localmente Probiótico Seu Efeito no Total, Bactérias Proteolíticas e Bactérias Lipolíticas de Carpa Comum Alimentada com Nível de Proteína. Journal of Animal and Veterinary Advances, 13, 660-663.

[104] Brody, S. (1945). Bioenergetics and growth; with special reference to the efficiency complex in domestic animals.

[105] Jawad, H. S., Idris, L. H. B., Naji, S. A., Bakar, M. B., e Kassim, A. B. (2015). Ablação parcial do efeito da glândula uropigial no desempenho da produção de frango Akar Putra. International Journal of Poultry Science, 14(4), 213-221.

[106] Ahmad, I. (2004). Efeito do probiótico (Protexin) no crescimento de frangos de corte com especial referência à proliferação de células da cripta do intestino delgado. Tese de Mestrado em Filosofia. Centro de Biotecnologia, Universidade de Peshawar.

[107] Yousefi, M. e Karkoodi, K. (2007). Efeito da suplementação com probiótico Thepax® e *Saccharomyces cerevisiae* no desempenho e na qualidade dos ovos de galinhas poedeiras. International Journal of Poultry Science, 6(1), 52-54.

[108] Lokman, I. H., Jawad, S. H., Zuki, A. B. Z., e Kassim, A. B. (2015). Efeito da ração fermentada suplementada com probiótico seco no desempenho da produção de frango Akar Putra. International Journal of Poultry Science, 14(7), 420-426.

[109] Fethiere, R., e Miles, R.D. (1987). Peso do trato intestinal de pintos alimentados com um antibiótico e um probiótico. Nutrition Reports International, 36(6), 1305-1309.

[110] Sato, R.N. Loddi, M.M. e Nakaghi, L.S.O., 2002. Uso de antibióticos e / ou probióticos como promotores de crescimento em dietas iniciais de frangos. Journal of Poultry Science, 4, 37.

[111] Jin, L.Z., Ho, Y.W., Abdullah, N. e Jalaludin, S. (1998). Desempenho do crescimento, populações microbianas intestinais e colesterol sérico de frangos de carne alimentados com dietas contendo culturas de

Lactobacillus. Poultry science, 77(9), 1259-1265.

[112] Besnard, J., Auclair, E., e Larbier, M. (2000). Efeito da suplementação com levedura nos parâmetros produtivos de perus. No Congresso Mundial de Ciência Avícola.

[113] Ayanwale, B.A., Kpe, M. e Ayanwale, V.A. (2006). The effect of supplementing *Saccharomyces cerevisiae* in the diets on egg laying and egg quality characteristics of pullets. Revista Internacional de Ciência Avícola, 5(8), 759-763.

[114] Ergun, A., Yalcin, S. e Sacakli, P. (2000). A utilização de probiótico e bacitracina de zinco em rações para frangos de carne. Ankara Universitesi Veteriner Fakultesi Dergisi, 47(3), 271-280.

[115] Mutus, R., Kocabagli, N., Alp, M., Acar, N., Eren, M. e Gezen, §.§. (2006). O efeito da suplementação com probióticos na dieta sobre as caraterísticas e a força do osso tibial em frangos de corte. Poultry science, 85(9), 1621-1625.

[116] Mahdavi, A.H., Rahmani, H.R. e Pourreza, J. (2005). Effect of probiotic supplements on egg quality and laying hen's performance (Efeito dos suplementos probióticos na qualidade dos ovos e no desempenho das galinhas poedeiras). Revista internacional de ciência avícola, 4(4), 488-492

[117] Conselho Nacional de Investigação (EUA). Subcomité de nutrição das aves de capoeira. (1977). Nutrient requirements of poultry (No. 1). Academias Nacionais.

[118] SAS. (2001). Guia do utilizador do SAS. Estatísticas versão 6.12. SAS institute, Inc, Cary, NC.

[119] Duncan, D.B. (1955). Teste de intervalos múltiplos e teste F múltiplo. Biometrics. 11: 1-42.

[120] Maiorka, A., Santin, E., Sugeta, S.M., Almeida, J.G., & Macari, M. (2001). Utilização de prebióticos, probióticos ou simbióticos em dietas para frangos de corte. Revista Brasileira de Ciência Avícola, 3(1), 75-82.

[121] Santoso, U., Tanaka, K., & Ohtani, S. (1995). Effect of dried *Bacillus subtilis* culture on growth, body composition and hepatic lipogenic enzyme activity in female broiler chicks. British Journal of Nutrition, 74(04), 523-529.

[122] Yeo, J., & Kim, K.I. (1997). Effect of feeding diets containing an antibiotic, a probiotic, or yucca extract on growth and intestinal urease activity in broiler chicks. Poultry Science, 76(2), 381-385.

[123] Cavazzoni, V., Adami, A., & Castrovilli, C. (1998). Desempenho de frangos de corte suplementados com Bacillus coagulans como probiótico. British Poultry Science, 39(4), 526-529.

[124] Buenrostro, J.L., & Kratzer, F.H. (1983). Effect of Lactobacillus inoculation and antibiotic feeding of chickens on availability of dietary biotin. Poultry science, 62(10), 2022-2029.

[125] Selvaggi, M., Laudadio, V., Dario, C., Tufarelli, V. (2015). Modelagem de curvas de crescimento em uma raça de frango italiana não descrita: uma oportunidade para melhorar as estratégias genéticas e de alimentação. Journal of Poultry Science 52, 288-294.

[126] Udeh, I., & Ogbu, C.C. (2011). Análise de componentes principais das medidas corporais em três estirpes de frangos de carne. Science World Journal, 6(2), 11-14.

[127] Pinto, L.F.B., Packer, I.U., De Melo, C.M.R., Ledur, M.C., & Coutinho, L.L. (2006). Análise de componentes principais aplicada a caraterísticas de desempenho e de carcaça em frangos de corte. Animal Research, 55(5), 419-425.

[128] Mohan, B., Kadirvel, R., Natarajan, A., & Bhaskaran, M. (1996). Effect of probiotic supplementation on growth, nitrogen utilisation and serum cholesterol in broilers. British poultry science, 37(2), 395-401.

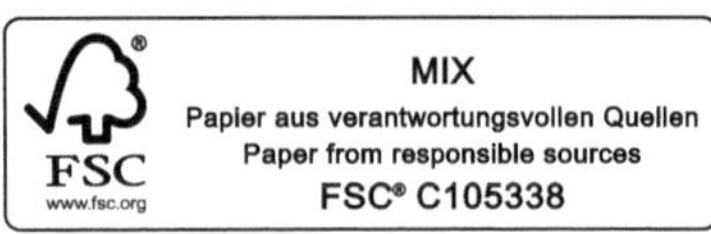

Printed by Books on Demand GmbH, Norderstedt / Germany